KB268264

효소 발효액을 이용한 해독 다이어트

임백초 엮음

해피&북스

효소발효액을 이용한 해독 다이어트

초판 인쇄 2014년 12월 15일
초판 발행 2014년 12월 20일
*

엮은이   임백초
펴낸이   채 주희
펴낸곳   해피&북스
*

서울시 마포구 신수동 448-6
*

TEL (02) 323-6416
*

잘못된 책은 바꾸어 드립니다.

머리말

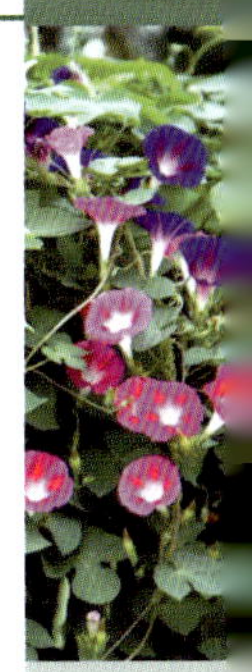

　만일 효소가 없다면 지구상의 모든 생물은 한 순간이라도 생명을 유지할 수 없을 것이다. 효소는 현대인들의 건강한 하루를 지켜주면서 악취등을 사라지게 하고 자연으로 돌아가 환경을 정화하는 등 끊임없는 활동을할 수 있게 한다. 또한 우리 몸안에서는 수천가지의 효소가 있어 생명을 유지하는데에 일조를 하고 있다. 이처럼 우리는 효소의 도움으로 생명력있는 하루하루를 보낼 수 있는 것이다. 그러나 공해와 스트레스 그리고 체내에 배출되지 못한 독소, 노폐물, 약물중독으로 인한 우리 몸속에 필요한 효소들이 살아나기에 너무나 어려운 환경이 되어있다.

　따라서 우리 몸 속의 효소들이 살기 좋은 체내환경으로 바꾸기 위하여 효소식품들이 필요하게 되는 것이다. 살아 숨쉬는 제조기술로서 인공적인 효소균 첨가없이 100일 이상 자연발효숙성하여 생生효소의 집합체인 산야초 효소발효법을 소개한다. 현대인의 파괴된 몸과 마음의 균형을 바로잡는데 효소 만큼 좋은 방법은 없다. 이 책이 파괴된 몸을 다시 세우는데 조금이라도 도움이 되었으면 한다.

– 엮은이

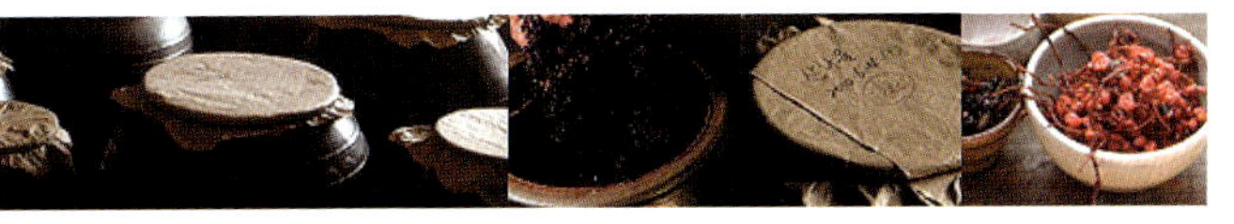

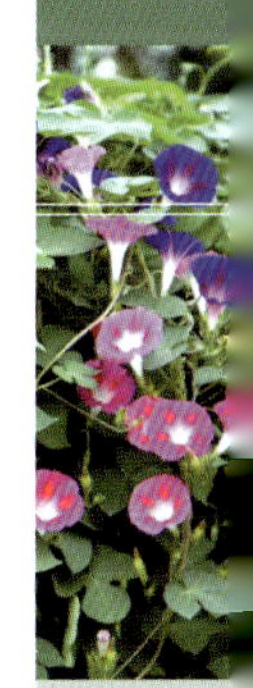

1. 효소란 무엇인가?

효소는 물질대사 과정에서 일어나는 생화학 반응을 촉매하는 복합단백질이다. 효소는 생명체에 꼭 필요한 물질로서 동식물·미생물에서 복잡하게 통합되어 일어나는 화학반응의 대부분을 조절한다. 효소는 동물의 소화관에서는 식품 속의 커다란 단백질·탄수화물·지방 분자를 작은 분자로 분해하는 한편, 이 작은 분자들이 장腸에서 혈류로 이동하는 것을 돕는 역할을 한다. 또한 이 작은 분자들을 이용하여 세포 구성물질이 되는 복잡한 분자구조를 형성합니다. 효소는 생물체 내에서 에너지의 저장·방출에도 관여하며 특정 효소의 결핍으로 많은 유전병이 발병하기도 한다. 우리가 효소를 담아서 섭취하고저 하는 것도 위와 같은 역할을 하는 효소의 활동에 도움을 주기 위한 것이라고 이해하해도 될 것이다.

2. 효소의 역할

1) 설탕을 분해하여 과당과 포도당 생성한다.

설탕을 그냥 섭취하면 열량을 쉽게 얻을 수는 있으나 칼슘을 소비시켜서 뼈를 약하게 한다. 그래서 당뇨 환자들에게 당분 섭취를 제한합니다. 그러나 과당과 포도당은 그렇지 않다. 효소는 이러한 설탕을 과당과 포도당으로 바꿔어주는 역활을 한다.

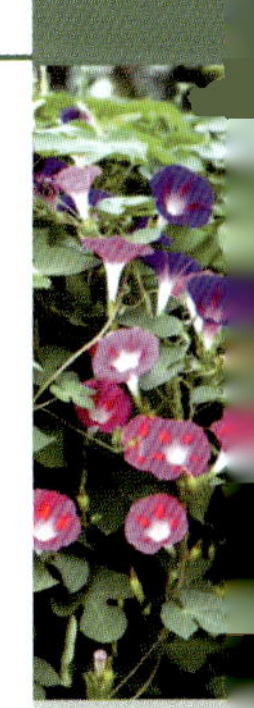

2) 효소를 담는 재료의 독성을 제거하는 역할을 합니다.

사람에 따라서는 어떠한 특정 음식에 알레르기 반응을 보이는 것을 보게 된다. 그것은 그 음식에 있는 어떤 성분을 소화하는 효소가 없다는 것을 의미한다. 그런데 효소를 담구어 먹으면 그러한 독성들이 없어지는 것을 보게 되는데 이는 식물체에 있는 독성을 미생물들이 소화 분해하여 그 독성들을 적게 한.

3) 몸이 흡수하기 좋은 상태로 소화 분해하는 역할을 한다.

우리 몸의 세포안에서 일어나는 생명 활동에 사용되기 좋은 상태로 만들어 준다.

4) 효소는 우리 몸의 장내 환경을 건강하게 합니다.

우리의 대장과 소장에는 수많은 미생물들이 살고 있다. 이러한 미생물 중에는 우리의 몸에 유익한 미생물이 있는가 하면 병을 유발하는 해로운 미생물들도 있다. 이러한 효소가 장내에서 활성화하게 하면 해로운 균들을 몰아내고 유익균이 자리를 잡게 되는 것이다. 이렇게 되면 몸의 생체 기능이 높아지게 되고 결국 건강하게 체질이 바뀌게 된다.

산야초 효소의 효능

① 신진대사 : 산야초효소는 정화작용 해독작용을 가지고 있어, 피와 조직을 깨끗이 해주며, 신진대사에 의해 생긴 노폐물을 중화한다.

② 성장기 어린이/수험생 : 산야초효소는 비타민, 미네랄, 효소, 과당을 가지고 있어서, 산/알칼리의 균형을 바로잡아준다. 특히 고른 영양의 보급은 성장기 어린이나 수험생들에게 아주 좋다. 뿐만 아니라 막 돋아난 새싹을 뜯어서 만든 것에 들어있는 질 좋은 성장호르몬은 자라나는 아이들의 성장에도 큰 도움을 준다.

③ 노화방지 : 산야초효소에 들어있는 유기미네랄 중 칼슘, 칼륨, 규소는 조직과 세포에 생화학적 미량원소의 균형을 바로잡아주는데, 이러한 미량원소가 부족할 경우 세포는 빨리 늙고, 병이 들게 된다.

④ 체질개선 : 어떤 한두 가지 채소나 과일을 먹게 될 경우 체질에 따라 맞지 않을 수가 있어 음식궁합을 알지 못하면 해로울 수가 있다. 산야초효소는 여러 가지의 잎채소, 뿌리채소, 천연약초, 산야초 등을 발효시킨 것이다. 산야초효소는 천연약용물질과 식물성 성장호르몬 및 면역물질이 들어있어서. 체질개선에 참 좋으며, 갈수록 약해지는 아이들의 면

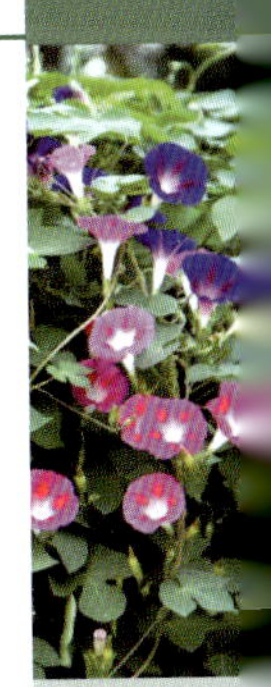

역력 강화 및 성장 촉진에도 큰 도움이 될 것이다.

⑤ 장내 유익균 증식 : 산야초 발효효소에 엄청나게 들어있는 갖가지 효소는 장내에 있는 이로운 균을 활성화시켜 장내의 독소를 재빨리 몸 밖으로 내보내는 역할을 한다. 유산균이나 비피더스균 등 장내의 유익한 균은 인체에 해로운 물질과 발암물질이 장내에 생기는 것을 막아주는 역할을 하며, 장의 운동을 도와서 배변을 쉽게 할 수 있도록 도와준다.

⑥ 비만해소 : 영양 면으로 살펴보더라도 비타민이나 미네랄을 충분히 섭취하게 되면 전신의 상태가 좋아지기도 하지만, 이는 바로 군더더기 살이 빠지기 위한 필수조건 이라고도 할 수 있다. 비만은 지방, 단백질, 탄수화물 등의 영양물질의 과다 때문에 생기기도 하지만, 비타민, 미네랄, 효소의 부족 때문에 생기기도 한다.

⑦ 지방분해 : 발효효소에 들어있는 천연당인 과당은 지방분해에 탁월하며, 효소작용에 의해 신체 내부의 찌꺼기까지 청소해 주니까 각종 성인병에 노출된 요즘 아이들의 체질개선에 더 없이 좋은 것이다. 또한 산야초 발효효소에 들어있는 과당이나 비타민, 미네랄 등은 면역물질이나 호르몬을 만드는 데에도 없어서는 안 될 원료들이다. 지방을 연소시키기 위해서는 지방의 $\frac{1}{2}$에 해당하는 천연당이 필요하다는 것을 잊지 말아야 하겠다.

⑧ 각종 난치병 예방 : 효소란 인간의 몸속에서 새로운 것을 만

들거나 헌 것을 분해하는 등의 화학반응을 촉진시켜주는 물질입니다. 이는 생명유지에 없어서는 안 될 매우 중요한 역할을 담당하고 있으며, 체내의 효소가 줄어 그 작용이 약해지면 몸의 생리기능에 여러 가지의 문제가 생겨, 비만이나 물질대사 장애로 인한 각종 질병의 원인이 됩니다.

⑨ 녹즙 소화촉진 : 산야초 발효효소를 녹즙에 타서 마시면 더 좋다. 녹즙은 살아있는 생명력을 마실 수 있어 좋으나, 소화력이 떨어지고 맛이 좋지 않은 경우가 많기 때문에, 산야초 발효효소를 타서 마시면 맛도 좋고 소화력도 왕성해서 입맛이 까다로운 아이들도 잘 마시게 된다. 아침에 일어나서 녹즙 한잔에 산야초 발효효소 30cc를 타서 먹고, 아침밥은 먹지 않는 것이 좋다. 밤에는 간식을 하지 않는 것이 좋은데, 이 때 산야초 발효효소를 한잔 타서 마시면 시장기를 해결할 수 있어 좋고, 영양도 보충할 수 있어 좋다. 산야초 발효효소는 발효식품이기 때문에 장내에 찌꺼기를 남기지 않아 좋다.

⑩ 적혈구 증식 : 모든 과일이나 야채에서 볼 수 있는 황색, 적색, 녹색 등의 갖가지 색소는 적혈구의 생산을 도와주며, 단백질과 콜레스테롤의 대사에 관여하고, 음식물의 소화 및 동화작용에 도움을 줍니다.

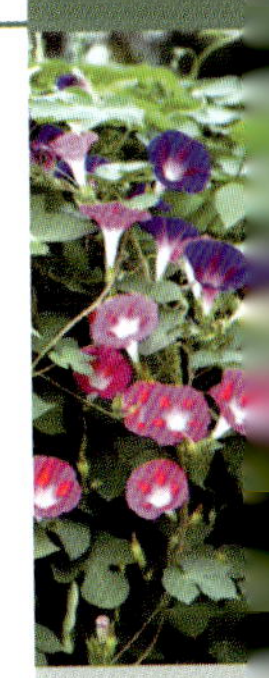

⑪ 정화작용/해독작용 : 산야초 발효효소는 정화작용 해독작용을 가지고 있어, 피와 조직을 깨끗이 해주며, 신진대사에 의해 생긴 노폐물을 중화하고 새 조직을 생성하는데 도움을 준다.

⑫ 변비/신장염/방광염예방 : 녹즙과 산야초 발효효소를 포함하여 하루에 2~3리터 정도의 생수를 마시는 것이, 변비를 예방하고, 신장염이나 방광염을 예방하는데 좋다. 지나치게 몸이 약한 사람은 한두 차례 더 마시는 것이 좋으며, 위궤양이나 십이지장 궤양이 있는 분은 백년초 발효효소나 함초 발효효소를 산야초 발효효소와 함께 타서 드시는 것이 좋다.

⑬ 영양분 및 산소 흡수촉진 : 산야초 발효효소에는 조직의 미량 전기 긴장을 자극하여, 세포가 피로부터 영양소와 산소를 흡수할 수 있도록 도와주며, 세포로부터 만들어진 대사 폐기물을 몸 밖으로 내보내는데 도움을 준다.

⑭ 지방분해/산혈증예방 : 지방분해를 원활하게 하는 과당이 들어 있어, 낙산이나 아세톤의 생성에 의한 산혈증을 예방하고, 효소작용에 의해 신체 내부의 찌꺼기 청소가 더 잘되며, 비타민, 미네랄 등이 풍부하여 '자가융해'과정을 최대한 촉진시키는데 필요한 조건들을 고루 갖추고 있다.

⑮ **단식의 효과증진** : 단식 중에도 인간의 육체는 연소하며, 막대한 양의 축적된 찌꺼기를 배출한다. 이 정화작업에 산야초 발효효소를 이용하면, 요산과 무기산의 제거가 촉진될 뿐 아니라, 산야초 발효효소에 들어있는 천연당분이 심장을 튼튼하게 해준다. 단식효과가 '자가융해'의 인위적인 촉진으로 인한 병든 조직의 붕괴와 새로운 세포의 부활, 그리고 대사부진으로 생성된 노폐물이나 체내에 축적된 독성물질의 배출에 있다고 한다면, 물만의 단식보다는 효소, 비타민, 미네랄, 과당 및 플라보노이드 등이 풍부한 산야초 발효효소와 감잎차, 함초 등을 이용한 단식이 효과적이다.

⑯ **항암효과** : 최근 함승시 교수가 이끄는 강원대 식품생명공학부는, 산야초의 약리적 효능에 관한 연구발표를 통해, 우리나라에서 나는 각종 산야초가 강한 항암효과가 있다고 발표했다. 함교수팀은 국산 산나물 21가지의 즙으로 발암물질인 Trp-p-1, B(a)P, 2-AF 등의 활성억제 효과를 실험한 결과, 취나물을 비롯한 냉이, 곰취, 씀바귀, 잔대순, 쇠비름, 개미취, 민들레, 질경이 등 10 종류는, 이들 발암물질의 활성율을 80% 이상 억제하는 것으로 나타났다고 발표했다. 잡초라고 천대하던 풀이, 이런 효과가 있다는 것에 학계는 크게 놀랐다. 이외에도 이들은, 이번 실험을 통해 고들빼기, 방가지똥, 부추, 솔거지, 무릇, 개비름, 원추리, 참나물, 달래, 솜대 등도, 상당한 항암효과가 있음을 밝혀냈다.

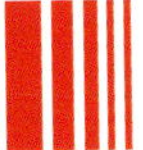
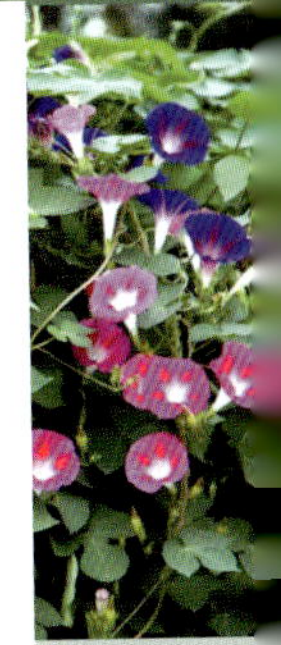

꼭 지켜야할 주의 사항

1. 발효액 담그기 준비시 주의 사항
① 재료는 청정지역에서 채취한 것만을 사용한다.
② 재료는 깨끗이 세척하여 물기를 완전히 제거한다.
③ 발효액을 담아둘 용기는 전통 항아리를 반드시 사용한다.
④ 발효액을 담을 항아리는 깨끗히 세척하여 안쪽을 한지를 태워가며 불로 소독을 한다.
⑤ 발효액을 담글때 쓰는 설탕은 유기농 비정제 흑설탕을 사용하거나 효소 담금용 설탕을 사용한다.

2. 용기는 반드시 전통항아리을 사용한다.
　효소발효액을 담글시에는 반드시 전통 항아리를 사용해야만 올바른 발효액을 담글수 있다. 흔히 일반적으로 유리병이나 펫트병에 발효액을 담그는 사람들이 있는데 이것은 크게 잘못된 것이다. 반드시 전통 항아리를 사용하여야 한다.

3. 발효액 담글시 물과 설탕의 희석
① 효소 담그기 재료가 즙액이 많이 나오는 재료인 경우
 - 가급적이면 물을 썩지 않고 설탕만을 사용하는 것이 가장 좋다.
② 효소 담그기 재료가 즙액이 전혀 없는 경우

- 설탕은 전체 재료의 1.5배비율로 준비하고, 물은 전체재료의 80%가 잠길정도의 물을 준비한다.

4. 발효 기간중 관리요령

① 재료를 항아리에 담고 발로 덮어서 무거운 돌로 눌러준다.

② 항아리 입구를 한지로 밀봉을 한다(비닐등은 절대 사용하지 않는다).

③ 발효액을 담그고 첫달엔 일주일에 두번 내용물을 완전하게 저어서 설탕이 굳어 엉키지 않도록 한다.

④ 발효액을 담그고 한달이 지나면 매달 한번씩은 내용물을 완전히 위아래가 바뀌수 있을 정도로 잘 섞어서 설탕이 엉키지 않고 발효가 골고루 잘되도록 관리한다.

⑤ 발효액은 자연상태에서 서늘하고 통기가 잘되는곳에서 발효를 하여야 한다.

⑥ 발효액의 2차 숙성시에도 반드시 정통 항아리나 도자기를 사용한다.

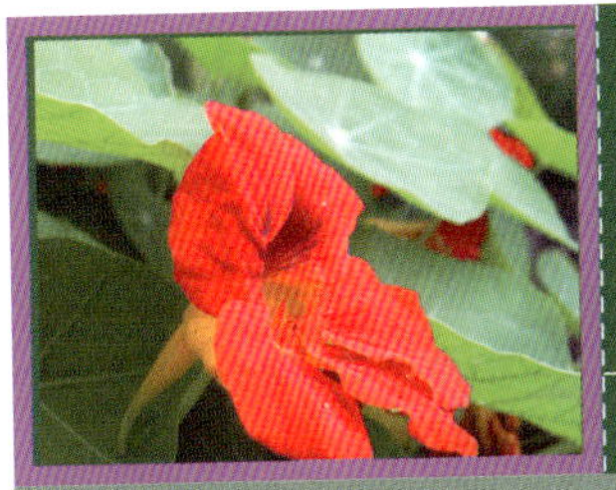

해독 다이어트

Enzyme

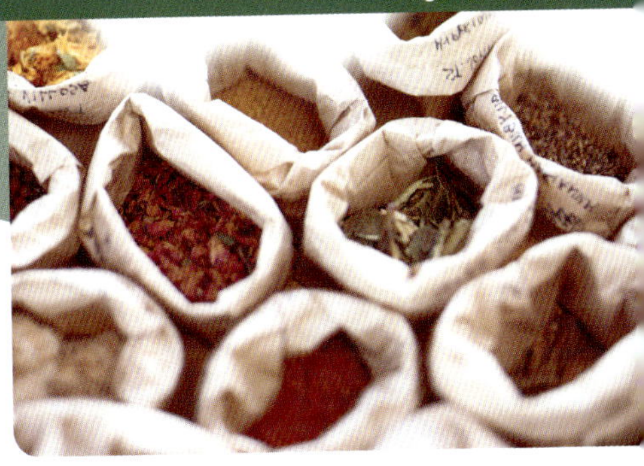

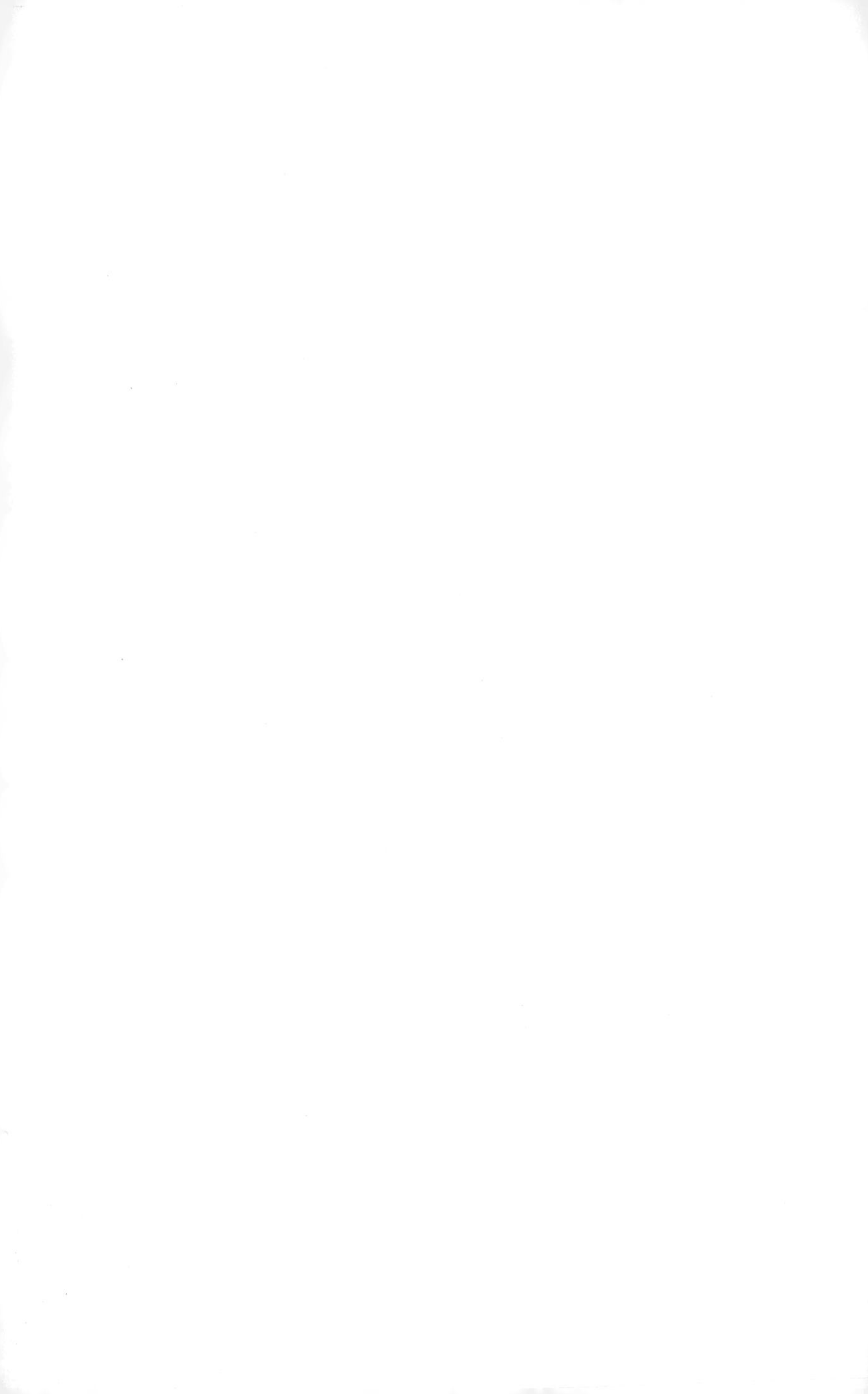

해독다이어트 란?

　'해독 다이어트'란 몸의 자연치유력을 복원하여 면역기능과 회복능력을 증강하는 자연의학을 일컫는다. 우리에게는 아직 생소하지만 이미 유럽과 미국에서는 이미 널리 알려져 있는 건강요법이다. 몸의 해독(解毒)과 배출을 담당하는 기관인 장, 간, 폐, 신장, 피부 그리고 림프계 등을 강화함으로써 몸속에 쌓여 있는 독소를 몸 밖으로 배출시켜 몸을 깨끗하게 정화하는 과정이다. 해독 다이어트를 실행 후 일주일정도 이면 칙칙하고 푸석푸석하던 피부에 생기 도는것을 직접 느낄 수 있을 것이다. 또한 의욕을 저하시키고 체력을 떨어뜨렸던 만성피로가 사라지고, 어깨와 목의 뭉침이나 뻐근한 증세도 없어진다. 혈전이나 콜레스테롤 수치도 정상화되며 소화불량, 더부룩함, 변비 등이 해소시킬 수 있다. 해독다이어트에 가장 좋은 것이 효소 발효액이다.

◆ **효소란?**

　효소는 생물의 생체 속에서 일어나는 거의 모든 화학반응의 촉매 구실을 하는 고분자 화합물을 통틀어 일컫는 말이다. 즉, 효소는 단백질의 한 종류다. 우리 몸에는 수천 종의 효소가 있는데 이들은 인체에서 일어나는 수많은 반응에서 촉매 역할을 담당한다. 효소는 천연 식품을 발효한 것이기 때문에 부작용이나 내성이 없어 건강식품으로 분류된다. 효소는 발효 식품에 많이 들어 있다. 그러나 나이가 들어갈수록 효소의 양은 급격히 떨어진다. 효소가 부족하면 몸에 각종 이상 신호가 나타난다. 따라서 모든 기능이 저하되는 중장년층은 외부에서 효소를 보충해줘야 한다.

소화효소에는 아밀라아제, 리파아제, 프로테아제 등이 있다. 이들은 모두 음식물을 섭취했을 때 우리 몸이 흡수 가능한 영양소로 바꿔주는 소화효소다. 아밀라아제는 침 속에 많이 들어있다. 음식을 꼭꼭 씹어 먹으면 소화가 잘 된다는 이유도 여기에 있다. 밥이나 빵 등 탄수화물 음식을 분해해 포도당으로 바꾼 뒤 몸이 흡수하도록 도와준다. 프로테아제는 단백질을 분해하는 소화효소다. 위액에서 분비돼 고기 등에 많은 단백질을 아미노산으로 분해한다. 면역기능을 높이는 역할도 한다. 리파아제는 담즙에서 분비된다. 지방을 분해하며, 콜레스테롤을 줄여서 체중 감소를 돕는다.

◆효소의 6대 생리작용

▷소화 흡수작용 : 침 속의 프티알린이란 효소는 전분을 맥아당으로 분해한다. 펩틴이란 효소는 위에서 단백질을 분해한다. 소장의 트립신, 리파아제 등의 효소는 지방과 남은 단백질을 분해하여 흡수되기 쉬운 상태로 소화시킨다.

▷분해 배출 작용 : 핏속의 콜레스테롤, 피하지방, 혈관의 노폐물, 그리고 장의 숙변을 분해해서 배출한다.

▷항염 항균작용=효소는 세포를 활성화해 염증을 치료해준다. 백혈구의 식균작용을 도와 병균에 대한 저항력을 강화시킨다.

▷해독 살균작용 : 효소는 간 기능을 강화시켜 독물을 빨리 배출하고 화농균에 대해 항생물질 이상의 강력한 살균작용을 한다.

▷혈액 정화작용 : 산성 혈액 속에 많은 콜레스테롤을 조절하여 건강한 약알칼리성 혈액으로 개선해 피의 흐름을 돕는다.

▷세포 부활작용=세포의 대사기능을 활성화해 늙은 세포와 새로운 세포를 빨리 교체시킨다.

해독다이어트를 성공한 사람들의 대부분은 배고픔보다는 액제로 된 효소를 마신다는 점이 곤혹스러웠다고 하며 초기에 입안에서 악취가난다고 하는데, 이 경우는 몸속의 독소가 빠지는 단계의 명현현상의 일종이다.

◆해독다이어트의 장점

짧은 기간은 아니지만 적지 않은 체중 감량을 그다지 큰 공복감 없이 이루어 낼 수 있다는 매력이 있다. 몸안의 노폐물을 효과적으로 제거해주며 사람에 따라 다소 차이가 있지만 다이어트 후에 식습관이 저칼로리 식단으로 자연스럽게 유도 된다는 잇점이 있다.

◆ **해독다이어트 부작용**

해독다이어트를 하다 보면 부작용이 나타날수 도 있는데 우리 몸에 쌓인 독소가 해독 배출되면서 나타나는 명현 현상이다.

효소가 우리 체내의 구석구석을 청소하면서 증상별로 다양한 명현현상이 일어난다. 이런 명현현상은 모든 사람들이 다 나타는것은 아니고 1,000명중 20~30명 꼴로 나타난다. 이는 효소 성분이 대부분 병들고 노화한 세포를 분해하고, 종기, 지방, 노폐물 독소 등을 메스꺼움, 위통, 구역질, 변비 또는 설사, 두통 가려움증, 발진 반점 등 다양한 반응으로 밖으로 배출하는 형태이다. 이는 자기 몸 중 가장 약한 부분에서 나타난다고 한다.

하지만 명현현상은 근본적으로 우리 몸의 독소가 배출되면서 나타나는 일시적인 현상으로 우리들 몸의 건강이 좋아지고 있다는 증거이다. 해독다이어트중 명현현상이 나타나면 무리하지 않도록 주의하며 효소 섭취를 천천히 늘리다 보면 7~10일 사이에 명현현상은 자연스럽게 사라지고 원래의 상태로 돌아간다.

해독다이어트 준비기간(1주일)

마음의 준비를 하자!

평소에 생활하던 습관에서 갑자기 큰 변화를 주면 신체에 무리가 생기게 되며, 무리가 되지 않는 범위라고 하여도 적응하기가 어렵다. 항상 배가 부르고 아주 부담스러울 정도로 섭취를 하던 습관은 다이어트 중의 배고픔을 더해 준다. 평소 아주 많은 양의 식사나 음주 흡연을 즐기는 습관이 있는 사람들은 다이어트를 더욱 어렵게 한다. 효소 다이어트로 체내의 독소를 배출시킬 수 있다는 생각으로 안일한 마음을 갖고 무절제한 생활을 한다면 아무런 효과를 거둘수 없을 것이다.

육체적인 준비를 하자!

술과 담배 또는 간식 등의 불필요한 기호식품이나 음식은 줄여나가면 되지만, 체내에서 기생하고 있는 각종의 기생충을 박멸한 뒤에 효소 다이어트를 들어가야 한다. 본격적으로 절식에 들어가기에 앞서서 기생충약을

해독다이어트 준비기간(1주일)

복용하지 말고 1주일 전쯤에 복용하여 기생충약의 독성을 해독시킨 뒤에 절식을 시행한다. 기생충약을 복용하는 이유는 절식중에 기생충이 남아 있으면 구토나 복통을 일으킬 염려가 있으며, 절식중에도 기생충이 남아 있으면 보식을 하여 체력을 회복시키기 어렵게 한다. 기생충에서도 십이지장충의 구제를 철저히 해야 한다. 기생충과 함께 체내에 남아 있는 음식물을 배출시키기 위해 변비약을 복용해야 한다. 장내에 음식물이 남아 있으면 장내를 자극하여 각종의 소화효소가 분비되어 공복감을 더욱 크게 하므로 깨끗이 비워 주는것이 좋다.

1. 절식 1주일 전쯤 구충제와 변비약을 복용한다.
2. 본격적으로 절식하기 3일전부터 채소와 과일 위주로 평소 식사량의 2/3정도만 섭취한다.

해독다이어트 절식기간(8일)

절식기간중에는 일체의 음식을 금한다. 오직 효소발효액만을 마시는데, 그 양은 1일 2ℓ 정도가 적당하다.

평소에 물을 많이 먹던 사람은 수분을 많이 발산시킨 경우에는 그보다 더 먹어도 상관없다. 효소발효액은 음식을 대신하여 장을 채우며 인체에 쌓여 있는 독소와 노폐물을 세척하는 역할을 한다. 구체적인 방법은 아래와 같이 시행한다.

1. 일체의 다른 음식을 먹지않는다.

2. 아침, 점심, 저녁 효소발효액을 원액1/3컵(60ml)을 생수 2/3컵(120ml)에 타서 천천히 마신다.

3. 아침, 점심, 저녁사이에 간식으로 효소발효액을 원액 30~40ml를 역시 두배정도의 생수 (60~80ml)에 타서 천천히 마신다.

4. 공복감이 심할경우 효소발효액을 묽게 희석시켜 마셔도 좋다.

5. 걷기 같은 간단한 운동을 30분정도 규칙적으로 해주면 다이어트에 더욱더 효과적이다.

해독다이어트 보식기간(12일)

　보식이란 절식이 끝나고 식사를 정상적으로 할 수 있을 때까지의 과정을 말한다. 절식이 끝난 뒤에 바로 식사를 하게 되면 매우 위험하다. 반드시 보식을 해야 한다. 또한 종전의 식습관을 버리고 새로운 식습관을 택해야만 다이어트 효과를 얻을 수 있고 다이어트의 최대의 과제인 요요현상이 생기지 않는다. 이 시기는 새로운 체질로 탈바꿈되는 진통의 시기로 낡은 것을 버리고 새것으로 되는 순간이기 때문에 더욱 중요하다. 만일 이 시기에 부주의로 과거의 식습관대로 행동한다면 모든 것이 허사가 된다. 낡은 것을 모두 버렸으니 이제 새것으로 쌓아야 한다. 올바른 식습관이 건강을 쌓는 척도가 된다. 절식이 끝난 지금부터 자신이 섭취하는 대로 되어진다. 절식후에는 생각자체를 절식 전과 크게 바꿔야 한다. 절식을 마치고 난 뒤에 처음으로 먹게 되는 음식은 그야말로 감격적이라고 할 수 있다. 적은 양을 먹어도 배가 부르다고 느낀다. 이것은 위가 수축되어 있어서 절식 전과 다르기 때문이다. 배가 약간 거북한 느낌은 하루나 이틀이 지나면 사라진다. 절식이 끝나면 식후에 가

해독다이어트 보식기간(12일)

슴이 쓰리거나 속이 아픈 증세를 느낄 때가 있다. 이것은 위액의 분비가 왕성하기 때문이며, 조금 지나면 사라지게 됩으로 염려하지 않아도 된다. 또한 수면을 취하기가 곤란하다거나 여러 가지 증상이 있을지라도 며칠이 지나면 사라진다. 보식으로 선택한 음식은 자극이 적고 위장에 부담을 적게 주어서 소화가 잘될 수 있는 것이면 된다. 소화에 가장 좋은 음식은 탄수화물이며, 다음은 단백질, 지질의 순서이다. 이때에는 고추, 마늘, 후추, 생강, 양파, 커피, 홍차 등의 식품은 피하도록 한다. 음식의 섭취순서는 미음→죽→밥의 순서로 되며, 부식의 종류도 자극이 없고 소화가 용이한 것을 골라야 한다. 미음을 먹을 때는 다른 음식은 먹으면 안된다. 경우에 따라서는 생식으로 회복하는 것이 좋다. 자세한 사항은 다음 표를 참고하기 바란다.

식사로 보식할 때

단식 후의 일수 ＼ 단식 일수	2일 절식자	3일 절식자	4일 절식자	5일 절식자	6일 절식자	7일 절식자	8일 절식자
제1일	흰쌀미음 120g	흰쌀미음 120g	흰쌀미음 120g	흰쌀미음 120g	흰쌀미음 120g	흰쌀미음 120g	흰쌀미음 120g
제2일	반 죽 2잔 360g	보리미음 250g	보리미음 250g	현미미음 120g	현미미음 120g	현미미음 120g	현미미음 120g
제3일	죽2잔 반 묽은 야채 수프	반 죽 2잔 반 450g	반 죽 2잔 360g	보리미음 1잔 360g	보리미음 1잔 360g	현미미음 300g	현미미음 250g
제4일	보통식의 60%	죽 1잔 반 묽은 야채 수프	반 죽 2잔 반 450g	반 죽 2잔 360g	반 죽 1잔 반 270g	보리미음 360g	현미미음 300g
제5일	보통식의 70%	보통식의 60%	죽, 묽은 야채 수프	반 죽 2잔 반 450g	반 죽 2잔 360g	반 죽 1잔 반 270g	보리미음 1잔 360g
제6일	보통식의 80%	보통식의 70%	보통식의 60%	죽, 묽은 야채 수프	반 죽 2잔 반	반 죽 2잔	반 죽 1잔 반
제7일	보통식의 90%	보통식의 80%	보통식의 70%	보통식의 60%	죽, 묽은 야채 수프	반 죽 2잔 반	반 죽 2잔
제8일	이하 종래 섭취량의 90% 정도	보통식의 85%	보통식의 80%	보통식의 70%	보통식의 60%	죽, 묽은 야채 수프	반 죽 2잔 반
제9일	위와 같음	이하 종래 섭취량의 85% 정도	이하 종래 섭취량의 80%	이하 종래 섭취량의 80%	보통식의 70%	보통식의 60%	죽, 묽은 야채 수프
제10일	위와 같음	위와 같음	위와 같음	위와 같음	이하 종래 섭취량의 80%	보통식의 70%	보통식의 60%
제11일	위와 같음	위와 같음	위와 같음	위와 같음	위와 같음	이하 종래 섭취량의 80%	보통식의 70%
제12일	위와 같음	위와 같음	위와 같음	위와 같음	위와 같음	위와 같음	이하 종래 섭취량의 75% 정도

생식으로 보식할 때

단식 후의 일수 \ 단식 일수	2일 절식자	3일 절식자	4일 절식자	5일 절식자	6일 절식자	7일 절식자	8일 절식자
제1일	즙 120g	즙 120g	즙 120g	즙 120g	즙 120g	즙 120g	즙 120g
제2일	즙 100g에 짓이긴 것 100g 혼합	즙 180g	즙 180g	즙 180g	즙 180g	즙 180g	즙 180g
제3일	짓이긴 것 250g	즙 200g에 짓이긴 것 100g 혼합	즙 180g에 짓이긴 것 50g 혼합	즙 180g에 짓이긴 것 40g 혼합	즙 200g에 짓이긴 것 20g 혼합	즙 200g	즙 180g
제4일	짓이긴 것 450g	짓이긴 것 450	즙 200g에 짓이긴 것 100g 혼합	즙 180g에 짓이긴 것 60g 혼합	즙 180g에 짓이긴 것 40g 혼합	즙 200g에 짓이긴 것 20g 혼합	즙 200g
제5일	짓이긴 것 500g	짓이긴 것 450g	짓이긴 것 350g	즙 200g에 짓이긴 것 100g 혼합	즙 180g에 짓이긴 것 60g 혼합	즙 180g에 짓이긴 것 40g 혼합	즙 200g에 짓이긴 것 30g 혼합
제6일	짓이긴 것 600g	짓이긴 것 500g	짓이긴 것 450g	짓이긴 것 350g	즙 200g에 짓이긴 것 100g 혼합	즙 180g에 짓이긴 것 60g 혼합	즙 180g에 짓이긴 것 50g 혼합
제7일	짓이긴 것 650g	짓이긴 것 550g	짓이긴 것 500g	짓이긴 것 450g	짓이긴 것 350g	즙 200g에 짓이긴 것 100g 혼합	즙 180g에 짓이긴 것 80g 혼합
제8일	위와 같음	짓이긴 것 620g	짓이긴 것 550g	짓이긴 것 500g	짓이긴 것 450g	짓이긴 것 350g	즙 200g에 짓이긴 것 100g 혼합
제9일	위와 같음	위와 같음	짓이긴 것 600g	짓이긴 것 550g	짓이긴 것 500g	짓이긴 것 450g	짓이긴 것 350g
제10일	위와 같음	위와 같음	위와 같음	짓이긴 것 600g	짓이긴 것 550g	짓이긴 것 500g	짓이긴 것 450g
제11일	위와 같음	위와 같음	위와 같음	위와 같음	짓이긴 것 600g	짓이긴 것 550g	짓이긴 것 500g
제12일	위와 같음	위와 같음	위와 같음	위와 같음	위와 같음	짓이긴 것 600g	짓이긴 것 550g

효소 발효액 다이어트 성공 사례

- 신장 : 163㎝ · 체중 : 58㎏(다이어트 전)
- 나이 : 32세

Before	After

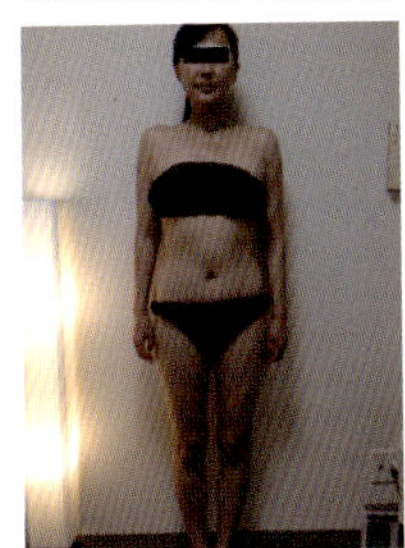 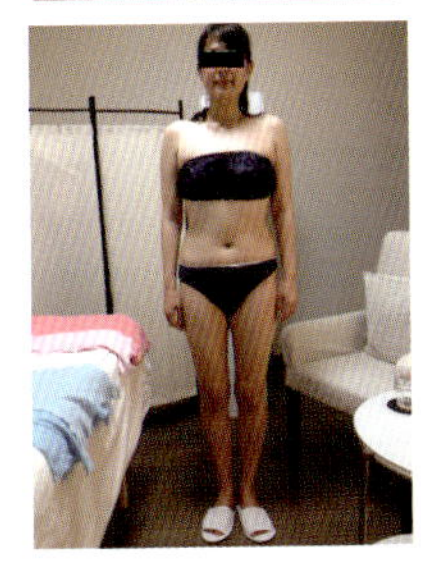

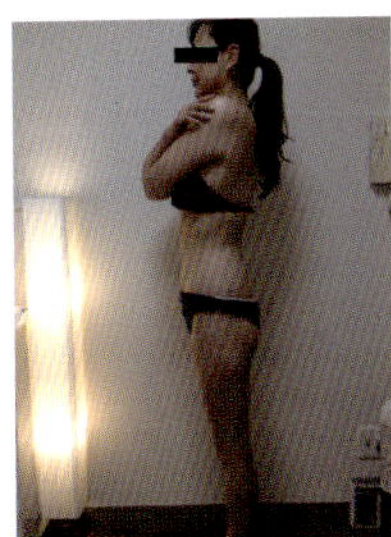 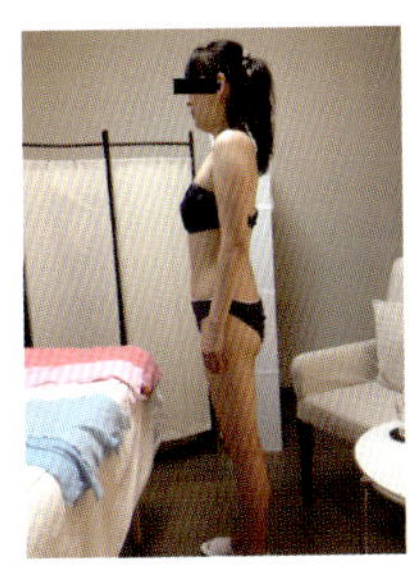

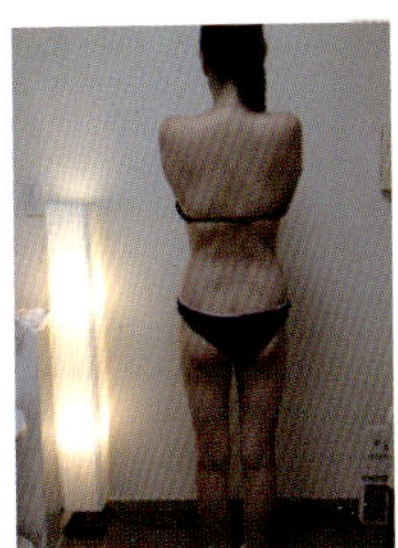 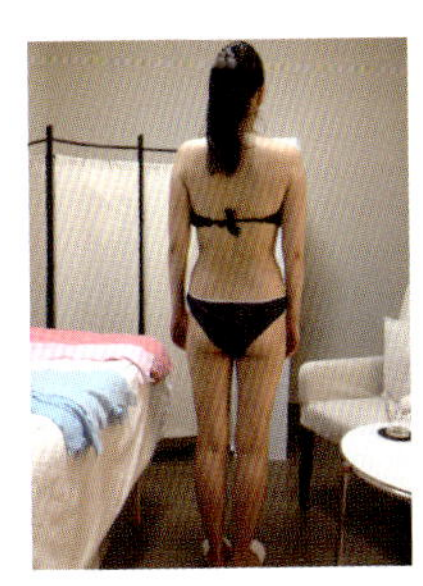

· 효소 발효액 다이어트로 1달 간 4㎏ 감량, 54㎏

효소 발효액 다이어트 성공 사례

· 신장 : 165㎝ · 체중 : 104㎏(다이어트 전)
· 나이 : 53세

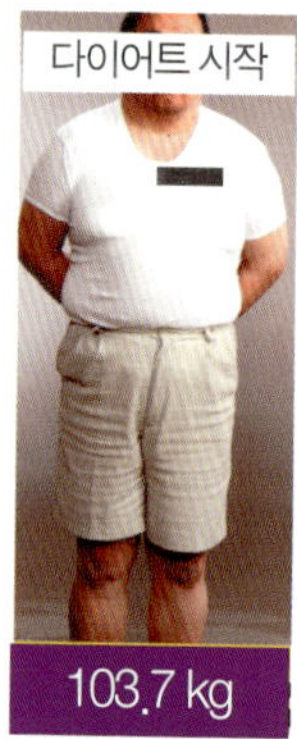

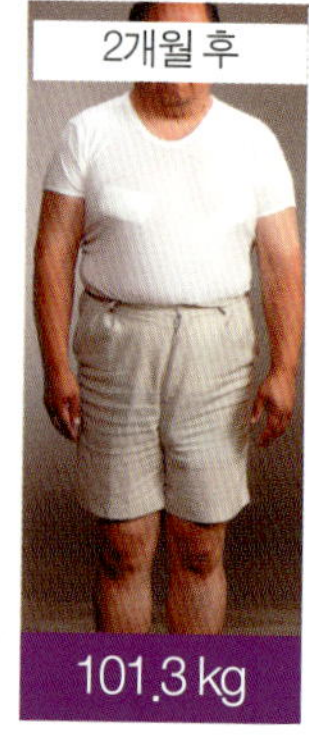

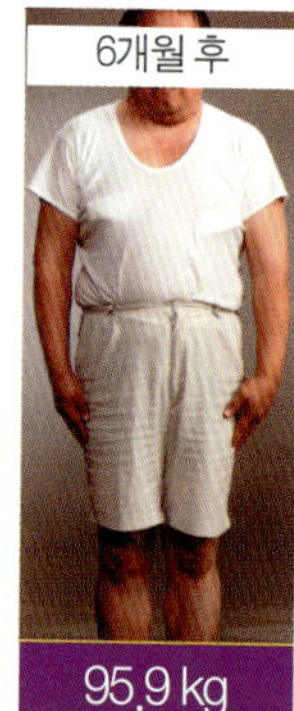

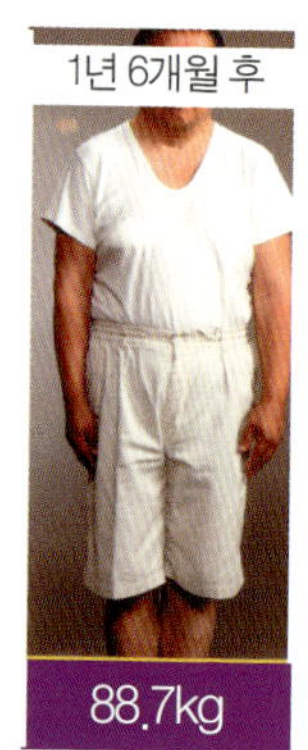

· 신장 : 176㎝ · 체중 : 86㎏(다이어트 전)
· 나이 : 32세

· 해독 다이어트와 웨이트 트레이닝을 병행한 결과 (2 개월 16kg 감량)

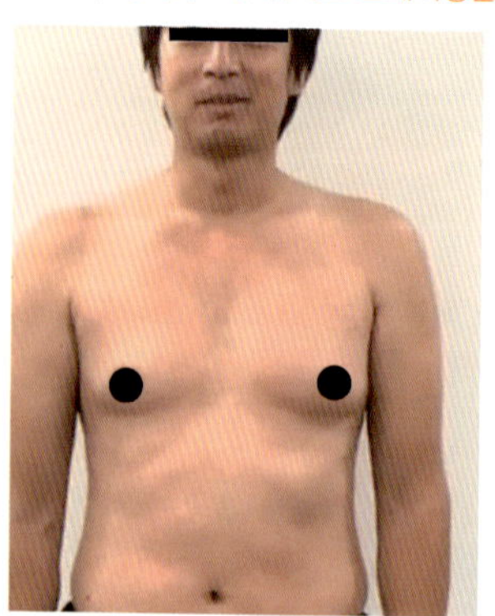

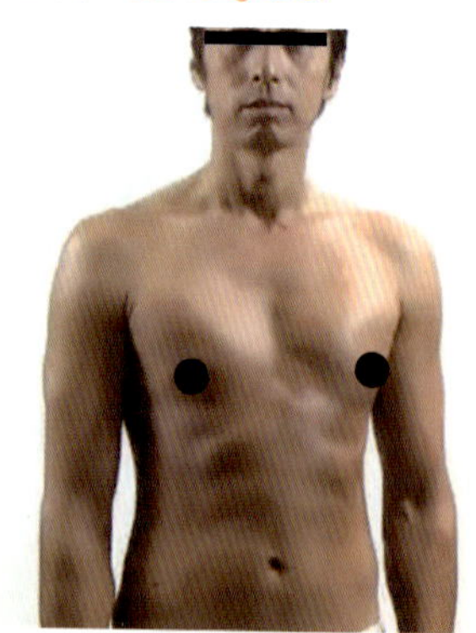

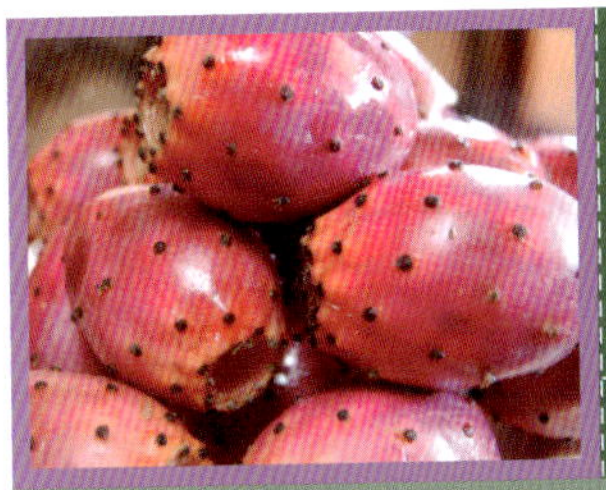

질병치료 사례

Enzyme

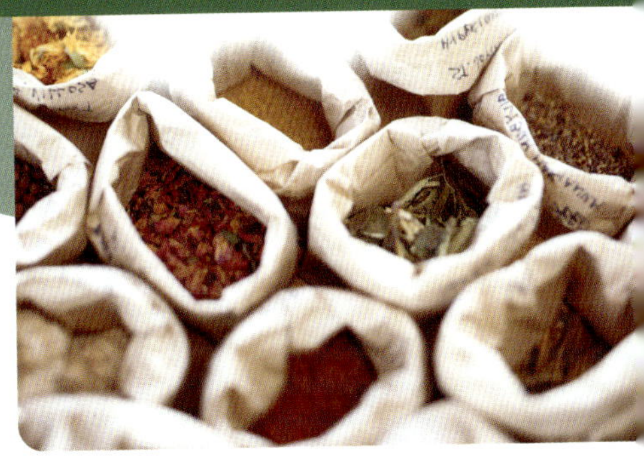

Case 1 폐암을 극복하게 해준 '개복숭아' 효소 발효액

폐암으로 큰수술을 받은 박순자 씨는 2003년에 직장암 3기 판정을 받아 어렵게 투병생활을 하던 중, 암이 폐로 전이되어 2006년에 폐암까지 걸리게 됐었다. 결국 폐의 1/3을 잘라내는 수술을 받고, 12 차레에 걸친 항암치료를 받아왔다. 하지만 가장 힘이 든 건 폐암 후유증으로 밤낮없이 시작된 기침이었다. 기침을 시작하면서 목에서는 피가 나와 2~3년 동안 제대로 잠을 청해본 적이 없었다고 한다. 그런데 이런 박순자 씨를 구한 것이 있었쓰니 그것은 바로 먹을수 없는 과일이라고 생각했던 '개복숭아 또는 돌복숭아' 효소 였다.

박순자 씨를 구한 명약은 바로 야생 복숭아 '개복숭아' 였다. 열매가 작고 신맛이 강해 과일로 대접받기 보단 버려지는 경우가 많았던 개복숭아였지만 박순자씨는 꾸준히 개복숭아를 먹어온 결과, 기침과 폐암을 이겨낼 수 있었다고 한다. 개복숭아는 익기 전에 그 맛이 워낙 쓰기 때문에 주로 효소로 담가먹는데, 박순자 씨의 경우는 개복숭아 10kg을 기준으로 유기농 설탕 5kg을 넣은 후, 그늘에서 발효시켰다가 6개월 정도 지나서 먹었다. 비타민이나 유기산성분이 많아 피로회복과 면역증강에 탁월한 효과를 보인다.

Case 2   대장암을 극복하게 해준 '와송' 효소 발효액

75세인 정현 씨는 특별한 증상도 없이 오랫동안 변비를 앓아와 만성변비라 생각하고 가벼운 마음으로 병원을 찾아갔지만 병원에서 뜻밖의 진단을 받았다. 장검사를 해보니 대장암이 상당히 진행된 상태였던 것이다. 일흔이 넘은 정현 씨가 대수술을 받고 투병생활을 하기란 정말 어려운 일이었다. 그렇게 몸과 마음이 쇠약해진 정현 씨가 회복할 수 있었던 것은 아들이 가져다 준 '와송' 효소를 먹고 좋아졌다고 한다. 그는 인터뷰에서 "아들이 '와송'효소를 먹고 극복했습니다."라고 얘기했다. 바위솔의 일종인 '와송'은 돌나무과의 여러해살이 풀로, 오래된 기와 틈에서 자라며 소나무를 닮은 약초라 하여 기와의 '와', 소나무 '송'을 합쳐 와송이라고 부른다. 예로부터 와송은 설사를 멈추게 하고 지혈작용을 한다고 동의보감에서 밝히고 있다. 최근엔 인제대학교 임상병리학과 연구진에 의해 와송이 항균, 항당뇨, 항염증 그리고 면역력을 높여주는데 효과가 있으며 특히 항암효과가 높은 것으로 밝혀졌다. 바위솔의 강한 생명력, 그 중 와송은 오랫동인 약용으로 사용되어왔다는데 일반적으로 2년생 식물로 알려진 와송은 9월 이후 꽃대가 올라온 2년생 와송을 먹는 것이 가장 효과가 좋다고 한다.

Case 3   유방암에 좋은 '미강' 효소 발효액

정현자 씨는 한 번도 힘들다는 유방암 수술을 2년 사이에 두 번을 하였다. 처음 유방암 수술을 하고 1년 반 만에 재발이 된 것이다. 암과의 싸움은 수술이 끝이 아니라고 하듯, 수술 후 항암치료는 끝이 없는 자신과의 싸움이라고 한다. 현자씨는 그 힘든 과정을 겪고 싶지 않았서 대체요법을 찾아보다가 이 방법을 알게 되었다고 한다.

일반적으로 김치는 배추나 무를 고춧가루 양념으로 버무린 것을 말한다. 그렇다면 '현미김치'란 무엇일까. 갈색 가루의 모습을 하고 있는 현미김치는 미강으로 만든 것으로, 쌀눈을 뜻하는 '미강'은 도정할 때 깎여 나온 쌀눈과 쌀겨를 말하는데, 이 부위에 쌀 영양분의 95%가 있다고 한다. 즉 미강을 먹는 것은 현미를 먹는 것과 같다는데. 현미를 발효시킨 현미김치의 맛은 약간 새콤한 맛이 난다. 현미김치 가루는 하루에 세 번, 식후에 물 없이 가루를 그냥 먹는 것이 좋은 섭취방법이다. 또한 다양한 요리에 조미료 대신 현미김치 가루를 넣으면 감칠맛을 더할 수 있다. 그렇게 5년간 꾸준히 현미김치가루를 먹어온 현자 씨는 수족냉증이 완화되고, 암의 재발 없이 건강을 유지하고 있다.

Case 4	백혈병을 극복한 '백초' 효소 발효액

 장혜란 씨는 2009 급성 골수성 백혈병 진단을 받았다. 치료를 받지 않을 시에는 수개월내 사망한다는 무시무시한 소리를 듣게 되었다. 6개월간 항암 치료(보통 이 시기에 2/3가 사망한다)을 받은 혜란 씨는 항암 치료후 재발 방지와 기력을 찾기 위해 백초 효소(100가지 산야초) 발효액을 2년 동안 매일 섭취하여 건강을 회복하였다고 한다. 음용방법은 처음에는 소주잔 반 잔(원액) 1일 2회(아침, 저녁)으로 섭취하고, 몸이 좋아진 후에는 물에 희석한 후 음용한다.

■백초 효소 계절별 백초 효소 재료■

봄 : 진달래꽃, 까치수염, 참나물, 엉겅퀴, 짚신나물, 돌나물 등
여름 : 벽오동나무, 토사자, 수세미, 아송, 쇠비름, 나팔꽃, 등
가을 : 참다래, 산머루, 오배자, 갈대뿌리, 구지뽕, 단풍마 등
겨울 : 돼지감자, 겨우살이, 칡뿌리, 복령, 맥문동, 천문동 등

Case 5 고혈압을 치료한 "겨우살이" 효소 발효액

경기도 일산 거주하는 정영숙(59세)씨는 약 봉지를 달고 산지 5년째 이다. '병원에서는 하루도 거르지 말고 혈압약을 꼭꼭 먹어야 한다고 신신당부하였는데 생활하다 보니 여간 성가신 게 아닙니다. 어디 휴가를 한 번 가려고 해도 이것저것 걸리는 것이 많아 선뜻 떠나질 못합니다.' 무엇보다 죽을 때까지 평생 약을 달고 살아야 한다는 사실이 참담하기까지 했다고 한다. 이런 영숙씨도 겨우살이 효소발효액을 먹고 지금은 정상적인 혈압을 유지하고 있다고 한다.

침묵의 살인마로 알려진 고혈압은 아무런 증상이 나타나지 않아서 더 무서운 질병이다. 이런 고혈압을 조절하는 데 있어 좋은 발효 효소가 겨우살이 효소이다. 겨우살이는 예로부터 주로 활엽수의 나뭇가지 끝에 매달려 살아가는 겨우살이는 모든 나무가 잎을 떨군 겨울에도 홀로 푸르름을 자랑할 뿐만 아니라 일생 흙과 접촉하지 않아도 꽃을 피우고 아름다운 열매를 맺는다. 그래서 종종 하늘이 내린 영초로 불리기도 한다. 겨우살이 효소 음료는 혈압을 조절 하는 훌륭한 고혈압 개선제가 된다. 그 뿐만 아니라 요통이나 관절염, 심장병, 당뇨병 등에도 특효가 있으며, 최근에는 면역기능을 높여주고 암세포까지 치료할 수 있다는 연구발표가 나오기도 했다.

Case 6	당뇨병을 치료한 "수세미오이' 효소 발효액

진주에 거주하는 박영돈 씨(67세)는 하루하루사는 것이 너무 힘들었다고 한다. 조금만 무리하면 곧바로 건강에 문제가 생겼기 때문이었다. 그이유는 당뇨병 때문이었다. 당뇨병을 앓아온 지 10년째 병으로 인해 이제는 농삿일도 못하고 있었다고 한다. 자식들이 보내주는 생활비로 근근히 하루하루를 버티는 영돈씨는 자식들이 보내주는 용돈도 절반은 약값으로 나간다고 한다. 이런 그에게 수세미오이 효소 발효액은 기적과도 같은 것이었다고 한다. 수세미오이 효소 발효액을 먹고 건강을 회복하였기 때문이다. 당뇨병은 고치기 힘든 질병으로 뚜렷한 완치법도 없는 질병이다. 그런데 문제는 당뇨를 앓고 있는 사람은 날로 급증하고 있다는 것이다. 그래서 향후 10년내 가장 크게 문제가 될 질병이기도 하다. 만약 주위에 오래된 당뇨병으로 고통스런 나날을 보내고 있다는 사람들이 있다면 수세미 발효 효소를 적극 추천할것을 권장한다. 예로부터 수세미오이는 혈당을 조절하는 데 탁월한 효과가 있다고 하여 선조들이 널리 사용하던 약재였다.

효소선진국 일본의 사례

■ **위궤양환자100명중 60명을 한달만에 완치하다**

효소원액으로 위궤양 환자 100명 중 60명이 1개월 안에 완치하고 1개월 후에는 만성위궤양에서 위암으로 발전된 5명을 제외하고는 완치, 이 5명의 경우에도 더 증식되는 것을 억제할 수 있었다.

■ **교통사고로 인한 극심한 통증등 후유증을 극복하다.**

54세의 건축을 하는 어떤 사장은 차량충돌사고로 병원에 입퇴원후 사고 부작용으로 심한 두통에 시달리며 한달정도 앓았으나 효소원액을 하루 600cc씩 1개월을 먹고 그 다음에는 하루 200cc씩 3개월 간 먹을 것을 권유했고 2일째부터 효과가 나타나 두통이 감소하고 원기회복으로 3일째부터 잠깐씩 숙면에 빠졌다 하며 결국 증세가 호전되어 3개월만에 완치되었다.

■ **탈모 현상을 개선한다.**

효소원액은 노폐물을 분해 배출시키며 혈액흐름을 촉진, 영양분을 원활하게 공급시켜 모근세포가 활발하게 된다. '이토식 24시간 효소절식'법으로 복용하면 된다..

또 다른 방법은 효소원액을 의약용 알코올로 10배 희석시킨 후 머리를 깨끗이 감고 잘 말린 다음 두피에 마사지하듯 부드럽게 문질러 준다. 비듬이 생기지 않게 되며 자주 머리를 감으면 효과가 떨어지므로 3일마다 머리를 감는다.

■ 우울증의 60세 남성이 원기를 되찾다.

60세임에도 허리가 굽는등 70세이 훨씬 넘어 보이는 우울증에 시달리는 노인에게 1주일간 소식을 하게 하고 효소를 1일 200cc씩 먹은 후에는 1일 600cc씩 효소원액을 보통 식사와 병행, 1개월 간 복용하도록 하였더니 처음과는 전혀 달리 기쁨으로 가득 찬 얼굴로 소식이후 위장의 불쾌감이 사라지고 쾌변을 보았으며 식욕과 의욕이 충만해 졌으며 3개월후는 부인과 함께와 행복이 넘치는 표정을 지었다한다.

■ 위암에도 효과가 있었다.

의학박사 시케노 선생의 연구에 의하면 '흰쥐에서 살아있는 암세포를 추출하여 효소원액에 담갔더니 몇 시간이 지나자 암세포가 파괴되었다. 5~6시간이 경과되었을 때는 바깥의 피막이 파괴되기 시작하더니 8시간이 지나자 원형질이 파괴되었다.' 라고 보고하였다. 한 중년 여인이 위암을 앓고 있기에 효소원액을 1일 200cc씩 5년간 복용시킨 결과 계란만한 암이 매우 작아졌다. 이 환자는 초기 암세포를 발견한 경우로 효소를 먹은지 2~3개월이후에는 통증은 사라지고 체력도 회복되어 생활하는데 불편한 것이 없었다.

■ 기미까지 사라지다.

알콜로 희석한 효소화장수를 아내의 비듬치료에 사용하였는데 1개월 지나자 '목덜미의 기미가 몰려 있었는데 그것들이 깨끗이 사라져 버렸다.

■ 뇌졸증으로 쓰러진 환자가 정상으로 회복되다

고혈압으로 뇌졸증을 일으킨 반신불수의 55세의 농부로 대소변도 아내가 받아낼 정도의 중증이었으며 병원에서 온갖 치료를 받았으나 호전되지 않다가 찾아가서 효소원액을 하루 200cc씩 1개월 간 계속 복용케 하고 그후 1일 100cc를 3회에 나누어 반년간 계속 먹게한 결과 효소를 먹기 시작한지 1주일쯤 되자 혼자 화장실을 볼 수 있었고 1개월후에는 자유롭게 몸을 움직일 수 있게 되었으며 3개월후에는 외출과 가벼운 운동을, 10개월 경과된 후에는 오토바이를 타고 장거리를 다녀올 정도였다고 한다.

■ 병원에서 단념한 폐결핵을 치료하다

8년간 폐결핵을 앓아 병원에서도 단념한 50세의 부인이 하루에 식물성 효소 200cc 씩을 먹고 1주일이 지나자 약간의 기운을 차렸고 1개월쯤 후에는 한결 좋아졌다.

효소액 발효법

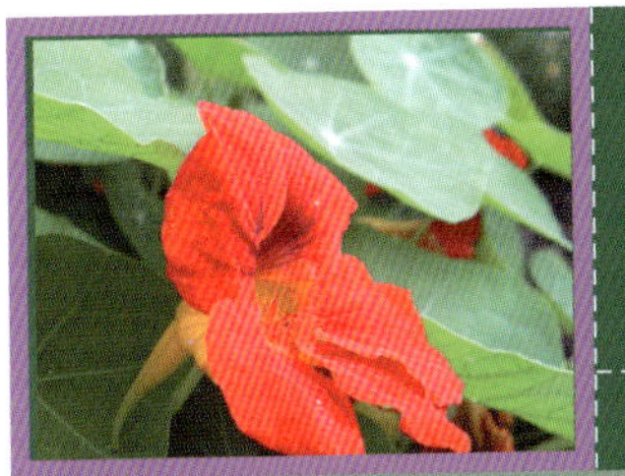

Enzyme

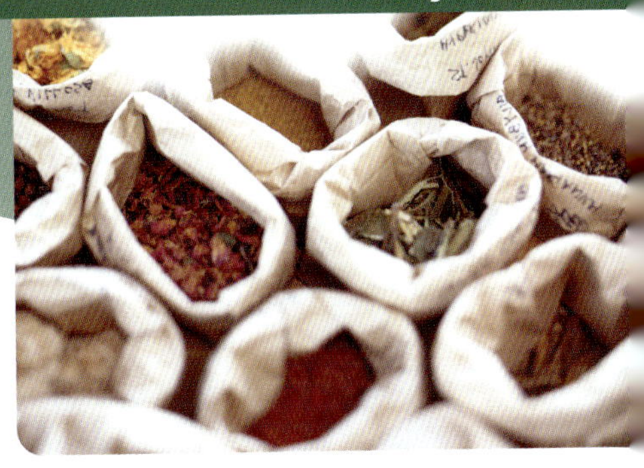

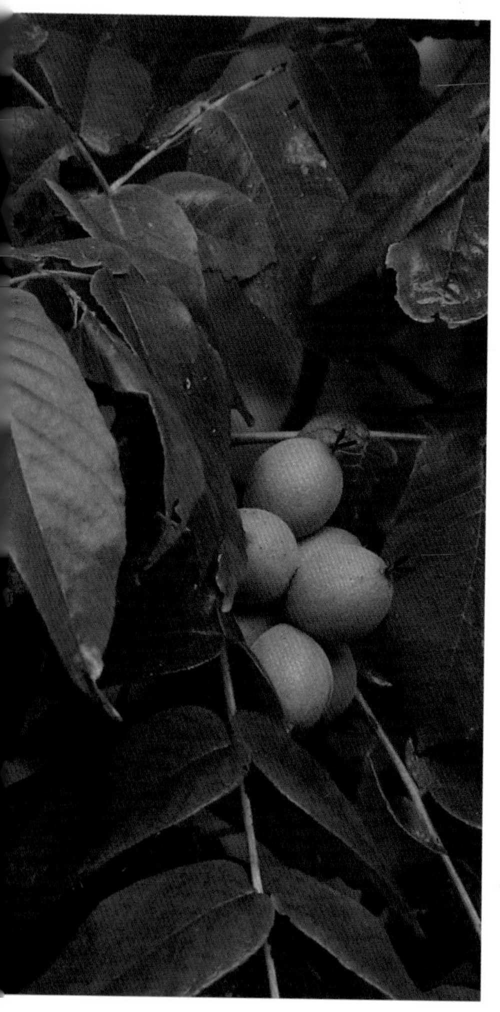

가래나무 열매 효소

수고는 20m에 이르며 수피는 짙은 회색 또는 회갈색으로 세로로 갈라진다. 잎은 기수우상복엽으로 7~17개의 타원형 내지 장타원형의 소엽으로 이루어져 있다. 가장자리에는 잔톱니가 있으며 맥 위와 잎자루에 선모가 밀생한다. 자웅일가화로서 수꽃은 5~6월에 새잎과 함께 전년도의 가지 겨드랑이에서 밑으로 드리우고, 암꽃이삭은 가지 끝에서 곧게 위로 뻗으며, 이삭마다 7~10개의 꽃이 달린다. 열매는 핵과로서 난원형 또는 타원형이고, 9~10월에 익는다. 황록색의 잔털이 밀생하며 끝이 뾰족하고 몹시 단단하다.

효소 발효방법　1차 100일, 2차 100일

■만드는 법■

1. 가래나무 열매가 열린지 10~20일 사이의 어린 열매를 채취하여 일정한 크기로 잘라준다.
2. 가래나무 열매와 설탕을 1:1의 비율로 준비하여 잘 섞어준다.
3. 준비된 가래나무 열매를 항아리에 모두 담고 맨위쪽에 설탕을 충분히 덮어준다.
4. 설탕위에 발을 덮고 무거운 돌로 눌러준 다음 항아리 입구를 한지로 밀봉한다(내용물이 수액위로 뜨면 파란 곰팡이가 생기므로 반드시 무거운 돌로 눌러준다).
5. 뚜껑을 덮어서 서늘하고 통풍이 잘되는 곳에 보관하여 1차로 100일간 발효 시킨 다음 내용물을 걸러내고 발효액만 담아 2차로 100일간 발효 시킨 다음 음용한다.

■섭취방법■

효소 발효액은 30℃ 이하의 미온수에 3(발효액):7(물)의 비율로 희석해서 매일 아침 공복에 음용한다.

■효능■

해열, 해독, 명목, 설사, 안질, 위염, 십이지장궤양, 경련성 복통

30℃ 미만의 미온수에 희석을 하는 이유는 보관중 활성화가 안된 발효액을 효소가 잘 활동할 수 있는 조건이 30℃ 이하의 온도이기 때문이다. 효소는 온도가 높으면 열에의해 파괴된다.

가막사리 효소

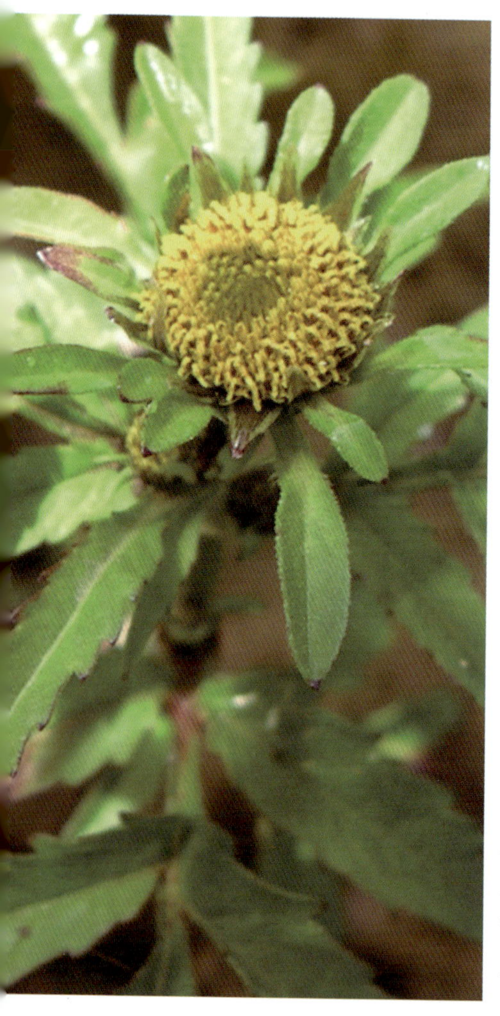

60~90cm 정도의 높이로 자라는 한해살이풀로 물가의 습한 땅에 난다. 마디마다 2장의 잎이 마주 자리하며 3~5갈래로 깊이 갈라지는데 제일 위에 나는 잎은 갈라지지 않는다. 갈라진 잎 조각은 계란 꼴에 가까운 피침 꼴이고 가장자리에는 거친 모양의 톱니가 배열되어 있다. 줄기와 가지의 끝에 많은 꽃이 둥글게 뭉쳐서 피어난다. 뭉친 꽃의 바로 밑에 잎과 같은 생김새의 꽃받침이 사방으로 배열되어 있다. 둥글게 뭉쳐 있는 꽃의 집단은 지름이 1.5cm쯤이고 빛깔은 노랗다. 꽃이 핀 뒤 가시와 같은 생김새의 씨가 생기는데 끝에 갈고리와 같은 털이 있어서 사람의 옷이나 짐승의 털에 붙어 이동된다.

효소 발효방법　1차 100일, 2차 100일

■만드는 법■

1. 청정지역의 가막사리 풀을 꽃이 피기전에 채취한다.
2. 채취한 가막사리 풀을 깨끗이 세척하여 물길을 완전히 제거하여 일정한 크기로 잘라준다.
3. 가막사리 풀과 설탕을 1:1의 비율로 준비하여 잘 섞어준다. 준비된 가막사리 풀을 모두 담은 다음 맨위쪽에 설탕을 충분히 덮어준다.
4. 설탕위에 발을 덮고 무거운 돌로 눌러준 다음 항아리 입구를 한지로 밀봉한다(내용물이 수액위로 뜨면 파란 곰팡이가 생기므로 반드시 무거운 돌로 눌러준다).
5. 뚜껑을 덮어서 서늘하고 통풍이 잘되는 곳에 보관하여 1차로 100일간 발효 시킨 다음 내용물을 걸러내고 발효액만 담아 2차로 100일간 발효 시켜 음용한다.

■섭취방법■

효소 발효액은 30℃ 이하의 미온수에 3(발효액):7(물)로 희석해서 매일 아침 공복에 50cc 정도를 음용한다.

■효능■

감기, 발열, 간염, 황달, 신장염, 위통, 설사, 장염, 맹장염, 당뇨병, 인후염, 기관지염, 식도암, 위암, 충수염

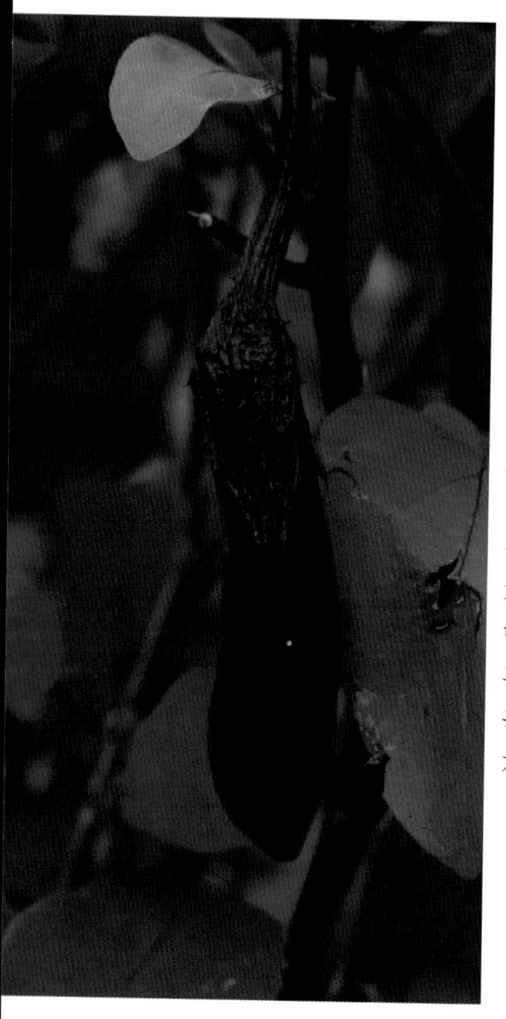

가지 효소

높이는 60~100cm로, 식물 전체에 별 모양의 회색털이 나고 가시가 나기도 한다. 줄기는 검은 빛이 도는 짙은 보라색이다. 잎은 어긋나고 달걀 모양이며 길이 15~35cm로 잎자루가 있고 끝이 뾰족하다. 꽃은 6~9월에 피는데, 줄기와 가지의 마디 사이에서 꽃대가 나와 여러 송이의 연보라색 꽃이 달리며 꽃받침은 자줏빛이다. 열매의 모양은 달걀 모양, 공 모양, 긴 모양 등 품종에 따라 다양하며 한국에서는 주로 긴 모양의 긴 가지를 재배한다.

효소 발효방법　1차 100일, 2차 100일

■만드는 법■

1. 가지는 너무 자라서 씨가 생기지 않은 속이 꽉찬 가지로 골라 깨끗이 세척한 후 물기를 완전히 빼준다.
2. 가지를 일정한 크기로 잘라서 설탕과 1:1의 비율로 준비하고 잘버므려 준다.
3. 가지를 켜켜로 넣어가며 사이사이에 설탕을 깔아가며 모두 담은 다음 맨위에 설탕을 충분히 덮어준다.
4. 설탕위에 발을 덮고 무거운 돌로 눌러준 다음 항아리 입구를 한지로 밀봉한다.
5. 뚜껑을 덮어서 서늘하고 통풍이 잘되는 곳에 보관하여 1차로 100일간 발효를 시킨 다음 내용물을 걸러내고 발효액만 담아 2차로 100일간 발효를 시킨 다음 음용한다.

■섭취방법■

효소 발효액은 30℃ 이하의 미온수에 3(발효액):7(물)로 희석해서 매일 아침 잠에서 일어나 공복에 음용한다.

■효능■

항암작용, 간장, 췌장 기능향상, 이뇨작용, 진정작용, 타박상, 하혈, 딸꾹질, 치통, 해열, 종창, 피로회복

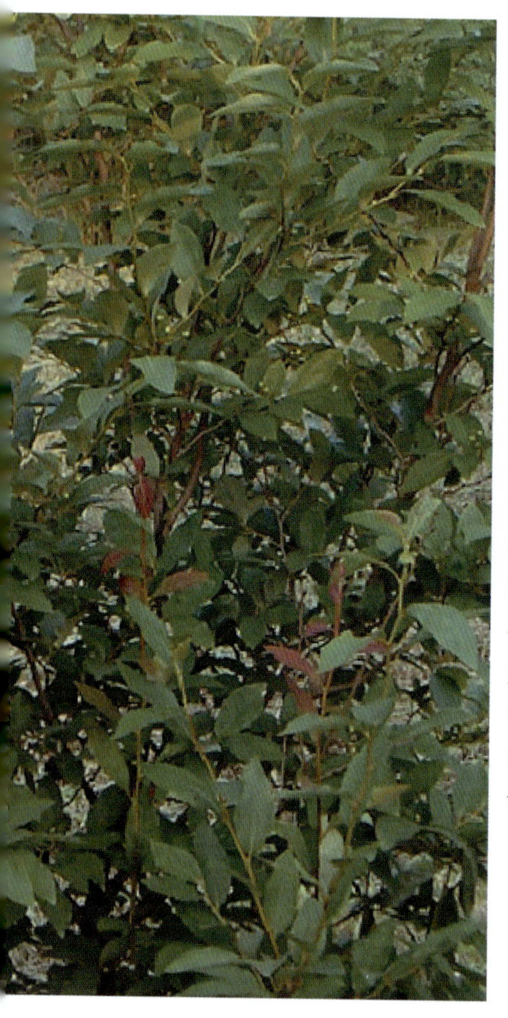

감태나무 효소

수고 5m 정도로 자라며 수피는 회백색으로 밋밋하다. 어긋나게 달리는 잎은 장타원형으로 앞면에는 녹색의 광택이 나고 뒷면에는 회백색이 돌며 맥 위에 털이 있다가 없어진다. 가을에 황색으로 단풍이 들어 겨울에도 잎이 잘 떨어지지 않는다. 암수딴그루로 잎겨드랑이에서 산형화서의 황색꽃이 잎과 함께 달린다. 화피는 6갈래로 갈라지고 수술은 9개가 있다. 열매는 장과로 둥글고 콩알만 하며 검게 익는다. 잎이나 가지를 꺾으면 약간의 향긋한 냄새가 난다.

효소 발효방법   1차 1년, 2차 100일

■만드는 법■

1. 청정지역에서 전초를 채취하여 깨끗이 씻어서 물기를 빼고 일정한 크기로 잘라준다.
2. 감태나무와 설탕을 1:1의 비율로 준비한다. 이때 감태나무는 수액이 별로 없으므로 설탕의 절반을 설탕시럽으로 만들어 준비한다.
3. 준비된 감태나무와 설탕시럽을 모두 담은 다음 맨위쪽에 설탕을 충분히 덮어준다.
4. 설탕위에 발을 덮고 무거운 돌로 눌러준 다음 항아리 입구를 한지로 밀봉한다.
5. 뚜껑을 덮어서 서늘하고 통풍이 잘되는 곳에 보관하여 1차로 1년간 발효 시킨 다음 내용물을 걸러내고 2차로 100일간 발효 시킨 다음 음용한다.

■섭취방법■

효소 발효액은 30℃ 이하의 미온수에 3:7로 희석해서 수시로 음용한다.

■효능■

혈액순환촉진, 중풍, 호흡곤란, 관절통, 대상포진, 각종 근육통, 요통, 타박상, 감기, 두통, 위암, 폐암, 식도암, 자궁암, 기관지염, 인후염, 골다공증

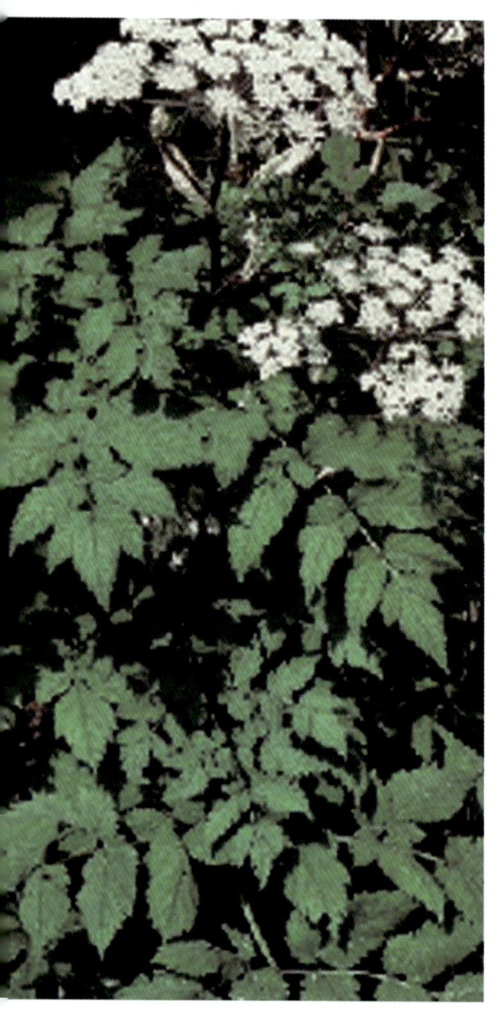

강활 효소

높이는 약 2m로 곧게 서며 윗부분에서 가지를 친다. 잎은 어긋나고 잎자루를 가지며 3장의 작은잎이 2회 깃꼴로 갈라진다. 작은잎은 넓은 타원형 또는 달걀 모양으로 끝이 뾰족하고 가장자리에 깊게 패인 톱니가 있다. 작은 잎자루는 올라가면서 짧아지고 잎자루 밑부분이 넓어져 잎집이 된다. 8~9월에 흰 꽃이 가지 끝과 원줄기 끝에서 겹산형꽃차례로 피는데, 10~30개의 작은꽃대로 갈라져서 많은 꽃이 달린다. 열매는 분과로 10월에 익으며 타원형이고 날개가 있다. 향이 나며 어린 순을 나물로 먹는다. 한방에서는 뿌리를 감기 · 두통 · 신경통 · 류머티즘 · 관절염 · 중풍 등에 처방한다.

효소 발효방법 1차 100일, 2차 100일

■만드는 법■

1. 강활을 채취하여 물로 깨끗이 세척한 다음 물기를 완전히 제거한다.
2. 강활을 일정한 크기로 잘라서 설탕과 1:1의 비율로 준비하여 잘 버므려 준다.
3. 준비된 강활을 모두 담은 다음 맨위에 설탕을 충분히 덮어준다.
4. 설탕위에 발을 덮고 무거운 돌로 눌러준 다음 항아리 입구를 한지로 밀봉한다.
5. 뚜껑을 덮어서 서늘하고 통풍이 잘되는 곳에 보관하여 1차로 100일간 발효 시킨 다음 내용물을 걸러내고 발효액만 담아 2차로 100일간 발효 시킨 다음 음용한다.

■섭취방법■

효소 발효액은 30℃ 이하의 미온수(여름엔 찬물도 가능)에 3:7로 희석해서 매식후 음용한다.

■효능■

진정작용, 진통작용, 소염작용, 두통, 편도선염, 감기, 신경통, 땀이 나지 않는데, 목이 빠질 듯이 아픈데

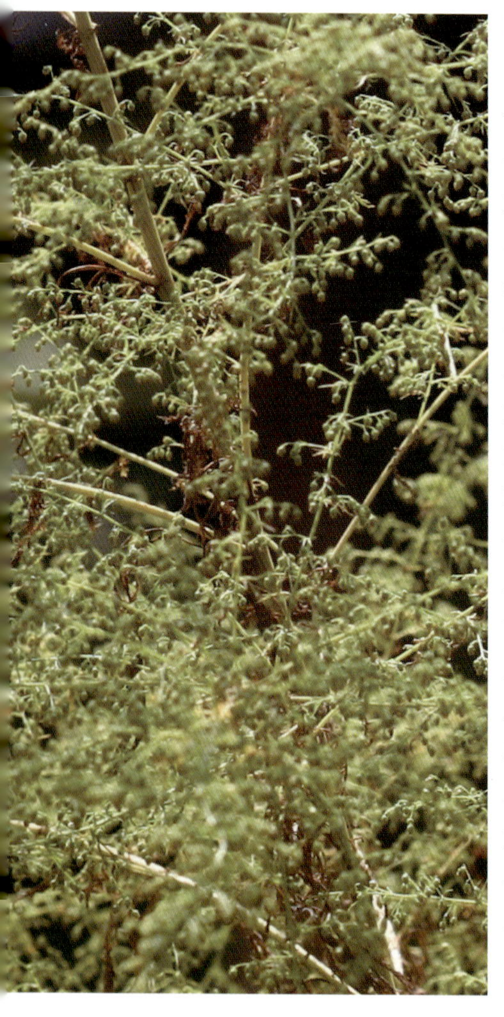

개똥쑥 효소

줄기는 녹색이고 가지를 많이 친다. 잎은 어긋나기를 하며 2~3회 가늘게 깃털 모양으로 깊게 갈라진다. 길이는 4~7㎝이며 피침 모양이고 겉에는 잔털과 선점이 있다. 윗부분의 잎은 작다. 꽃은 작은 두상화서가 모여 전체적으로 원추화서를 이룬다. 6~8월에 녹황색으로 피는데 두상화서는 둥글고 지름은 1.5㎝이다. 총포편은 털이 없으며 2~3줄로 배열되고 외포편은 타원모양으로 녹색이다. 열매는 수과로 길이 0.7㎜이며 9월에 담갈색으로 익는다. 우리나라 각처의 집 주변이나 빈터 길가 등에서 흔히 자라는 한해살이 풀이다. 높이는 약 1m 정도이다.

효소 발효방법 1차 6개월, 2차 1년 이상

■만드는 법■

1. 청정지역의 개똥쑥을 채취하여 물에 씻어서 물기를 완전히 뺀 다음 썰어서 준비한다.
2. 준비한 개똥쑥과 설탕을 1:1 비율로 준비하여 설탕 80%를 개똥쑥과 잘 섞어준다.
3. 개똥쑥과 설탕 버므린것을 항아리에 담아주고 윗 부분에 남은 설탕을 눌러서 덮어 준다.
4. 설탕위에 발을 덮고 무거운 돌로 눌러주고 항아리 입구를 한지로 밀봉한다.
5. 뚜껑을 덮어서 서늘하고 통풍이 잘되는 곳에 보관하며 6개월간 1차 발효를 시킨 다음 내용물을 걸러 내고 1차 발효된 액만을 다시 항아리에 담아서 1년 이상 2차 숙성 발효를 한 다음 음용한다.

■섭취방법■

30℃ 이하의 미온수에 3:7로 희석해서 매 식후 100cc정도를 음용한다.

■효능■

항암작용, 혈압강하, 피부진균억제작용, 해열, 고혈압, 만성기관지염, 진해, 거담, 천식, 간디스토마, 결핵열, 말라리아, 변비해소, 백혈병, 피부병, 류마티즘.

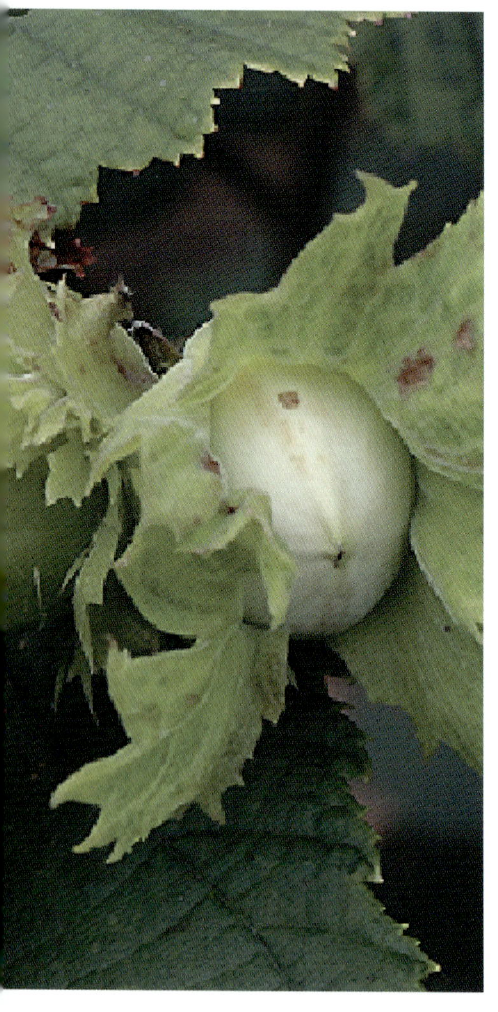

개암나무열매 효소

수고 1~2m 정도로 자라며 수피는 회갈색이다. 어긋나게 달리는 잎은 난상 원형 또는 도란형이며 끝이 뾰족하고 가장자리에 잔톱니가 있다. 6~7쌍의 측맥이 있으며 뒷면은 황록색으로 털이 밀생한다. 잎자루에는 뒷면 맥 위와 더불어 선모가 있으며 어린잎 앞면에는 흔히 자주색의 무늬가 나타난다. 암수한그루로 3~4월 잎보다 먼저 꽃이 피는데 수꽃이삭은 원주형으로 가지 끝에 2~3개씩 달려 길게 늘어지고 암꽃은 각 포에 2개씩 달리는데 붉은색의 암술대를 길게 밖으로 내민다. 견과는 구형으로 10월에 갈색으로 익으며 포에 싸인 열매를 '개암' 이라 하여 날로 먹는다.

효소 발효방법　　1차 1년, 2차 1년

■만드는 법■

1. 개암나무열매는 껍질이 뚜껍기 때문에 으깨어서 준비한다.
2. 개암나무 열매와 설탕을 1:1의 비율(예 열매 2kg 설탕2kg)로 준비한다. 이때 설탕시럽(물 1ℓ 에 설탕 1.5kg)으로 만들어서 준비한다.
3. 개암나무 열매와 설탕시럽을 잘 저어서 모두 담은 다음 맨위쪽을 설탕을 충분히 덮어준다.
4. 설탕위에 발을 덮고 무거운 돌로 눌러준 다음 항아리 입구를 한지로 밀봉한다.
5. 뚜껑을 덮어서 서늘하고 통풍이 잘되는 곳에 보관하여 1차로 1년간 발효 시킨 다음 내용물을 걸러내고 2차로 1년간 발효 시킨 다음 음용한다.

■섭취방법■

효소 발효액은 30℃ 이하의 미온수에 3:7로 희석해서 매일 아침 공복에 음용한다.

■효능■

명목明目, 피로회복, 현기증, 경신, 후장위, 익기, 조중, 각화증

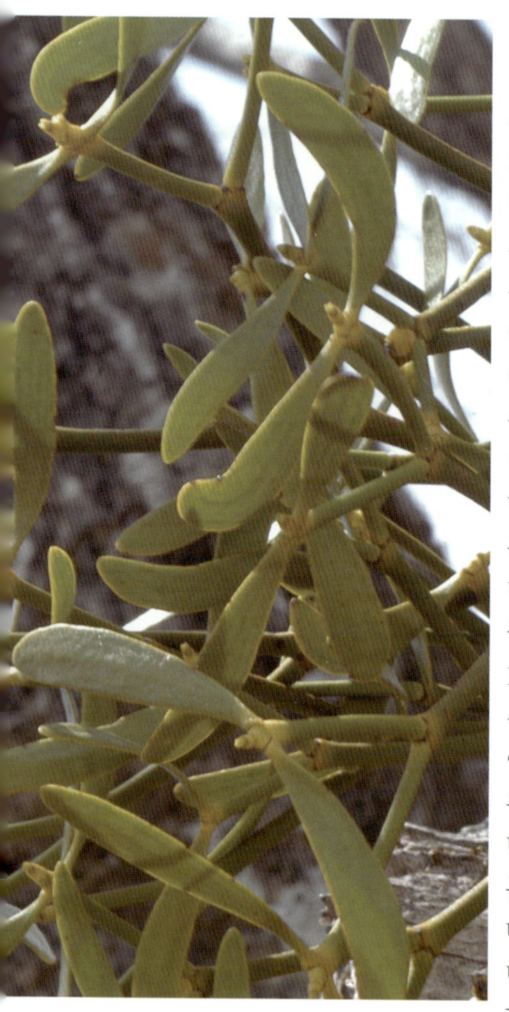

겨우살이 효소

줄기는 둥지같이 둥글게 엉켜 자라고 2~3개로 갈라진다. 털이 없고 매끈하다. 잎은 마주나고 피침 또는 타원형이며 둔두, 원저이다. 표면은 녹색이고 가장자리는 밋밋하며 질이 두껍다. 잎자루는 없다. 암수딴그루로 4월에 가지 끝의 잎 사이에 꽃자루가 없는 연한 노란색의 꽃이 핀다. 화피는 종모양이고 4개로 갈라진다. 열매는 반투명의 액과로 둥글고 연한 노란색으로 10~12월에 익는다. 열매가 적색으로 익는 것을 붉은겨우살이라 한다. 전국 각지의 참나무, 팽나무, 물오리나무, 자작나무 및 밤나무 등에 기상하는 기생성 상록활엽소관목이다. 원산지는 한국으로 일본, 대만, 중국, 유럽 등지에 분포한다.

효소 발효방법　1차 1년, 2차 1년

■만드는 법■

1. 청정지역의 겨우살이를 채취하여 적당한 크기로 잘라준다.
2. 겨우살이 5kg, 설탕5kg을 준비하여 설탕의 반은 물 3ℓ에 넣어 설탕시럽을 만들어 충분히 식혀 준비하고 나머지 설탕은 겨우살이와 잘 섞어준다.
3. 준비된 겨우살이를 항아리에 켜켜로 담아주고, 미리 준비된 설탕시럽을 항아리에 부어주고, 그 위에 나머지 설탕을 충분히 덮어준다.
4. 설탕위에 발을 덮고 무거운 돌로 눌러준 다음 항아리 입구를 한지로 밀봉한다.
5. 뚜껑을 덮어서 서늘하고 통풍이 잘되는 곳에 보관하여 1차로 1년간 숙성시킨 다음 내용물을 걸러내고 2차로 1년간 숙성시킨 다음 음용한다.

■섭취방법■

효소 발효액을 30℃ 이하의 미온수에 3:7로 희석하여 매일 아침 공복에 음용한다.

■효능■

각종 암의 항암작용, 중풍, 당뇨, 고혈압, 협심증, 신경통, 요통, 관절염, 부종, 생리통, 면역강화, 신경쇠약

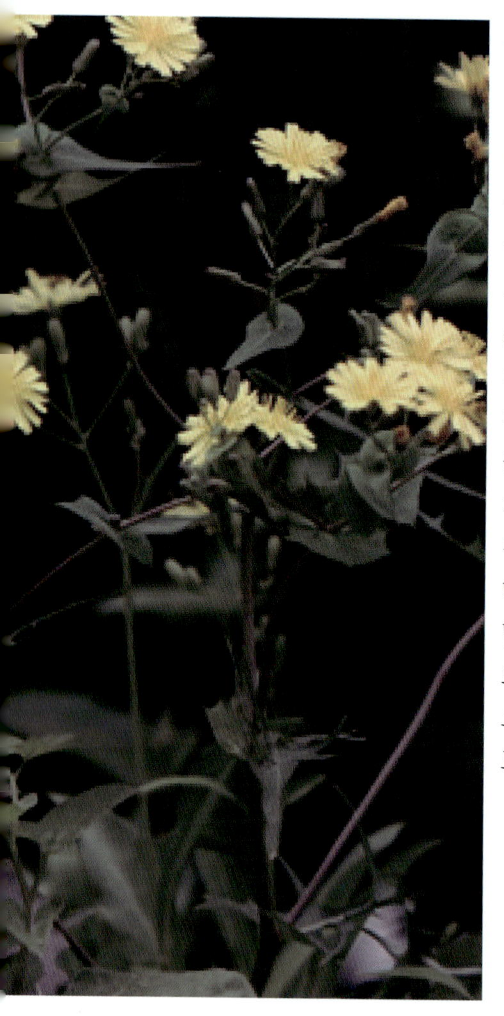

고들빼기 효소

전국의 산과 들에서 자라는 2년생 초본이다. 생육환경은 양지 혹은 반그늘에서 자란다. 키는 20~80㎝이고, 잎은 길이 2.5~5cm, 폭 1.4~1.7㎝로 표면은 녹색, 뒷면은 회청색이고 끝은 빗살처럼 갈라진다. 꽃은 연황색으로 머리꽃은 가지 끝에 흩어지듯 펼쳐져 달리고 꽃줄기는 2~3개 정도로 길이는 5~9㎜이다. 열매는 흑색으로 9~10월경에 맺으며 길이는 2.5~3㎜ 정도로 편평한 원추형이며, 백색으로 된 갓털은 길이가 3mm 정도이다.

효소 발효방법　　1차 1년, 2차 1년

■만드는 법■

1. 청정지역에서 고들빼기를 채취한다. 이때 10월 말 부터 이듬해 3월까지가 적기이다.
2. 고들빼기를 물로 깨끗히 씻어 물기를 완전히 빼준다.
3. 고들빼기와 설탕을 1:1의 비율로 준비하여 잘섞어준다.
4. 준비된 고들빼기를 항아리에 켜켜로 담아준 다음 맨위 쪽에 설탕을 충분히 덮어준다.
5. 설탕위에 발을 덮고 무거운 돌로 눌러준 다음 항아리 입구를 한지로 밀봉한다.
6. 뚜껑을 덮어서 서늘하고 통풍이 잘되는 곳에 보관하여 1차로 1년간 숙성시킨다음 내용물을 걸러내고 발효액만 담아 2차로 1년간 숙성시킨 다음 음용한다.

■섭취방법■

발효액은 30℃이하의 미온수에 3:7의 비율로 희석하여 음용한다.

■효능■

해열, 해독, 건위, 조혈, 소종, 요로결석, 강장, 강정, 식욕부진, 이질, 간경화, 유방염, 구내염, 항암, 오심, 위염, 진통, 불면증, 축농증, 폐렴, 고혈압, 지혈, 혈액순환 촉진, 타박상, 외이염

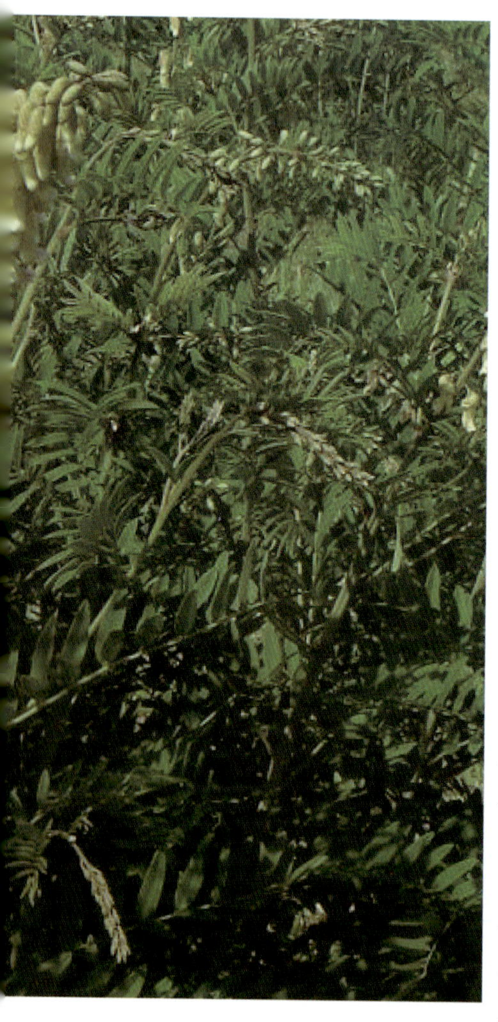

고삼 효소

높이 80~100㎝로 녹색이지만 어릴 때는 검은빛을 띤다. 줄기는 곧고 잎은 어긋나며 6~8월에 가지 끝에 20㎝ 정도의 꽃줄기가 나와 나비 모양의 연한 노란색 꽃이 총상꽃차례로 핀다. 꽃 길이는 15~18㎜이다. 꽃받침은 통처럼 생겼고 겉에 털이 나며 끝이 5개로 얕게 갈라진다. 열매는 협과로 염주 모양이다. 짧은 대가 있으며 길이 7~8㎝로 9~10월에 익는다. 한방에서는 뿌리를 말린 것을 고삼이라 하는데, 맛이 쓰고 인삼의 효능이 있어 소화불량·신경통·간염·황달·치질 등에 처방한다. 민간에서는 줄기나 잎을 달여서 살충제로 쓰기도 한다. 같은 속의 식물로 산두근山豆根이 있는데 생김새가 매우 비슷하다.

효소 발효방법　1차 1년, 2차 1년

■만드는 법■

1. 고삼의 전초를 채취하여 물로 깨끗하게 씻어 물기를 완전히 빼준다.
2. 고삼의 잎과 뿌리를 일정 크기로 잘라서 설탕과 1:1의 비율로 잘 버므려준다.
3. 항아리에 켜켜로 잘 담고 위에 고삼이 보이지 않을 정도로 설탕을 충분히 덮어준다.
4. 설탕위에 발을 덮고 그 위에 무거운 돌로 눌러주고 항아리 입구를 한지로 밀봉한다.
5. 뚜껑을 덮어서 서늘하고 통풍이 잘되는 곳에 보관하고 1차로 1년간 발효를 시킨다음 내용물을 걸러내고 발효액만 다시 항아리에 담아 2차로 1년간 발효시킨 다음 음용한다.

■섭취방법■

효소 발효액은 30℃ 이하의 미온수에 3:7로 희석해서 식사후 음용한다.

■효능■

해열, 살충, 황달, 급성편도선염, 치질, 피부소양, 소아폐렴, 화상치료, 종기, 항균작용, 요도염, 지사작용, 이질

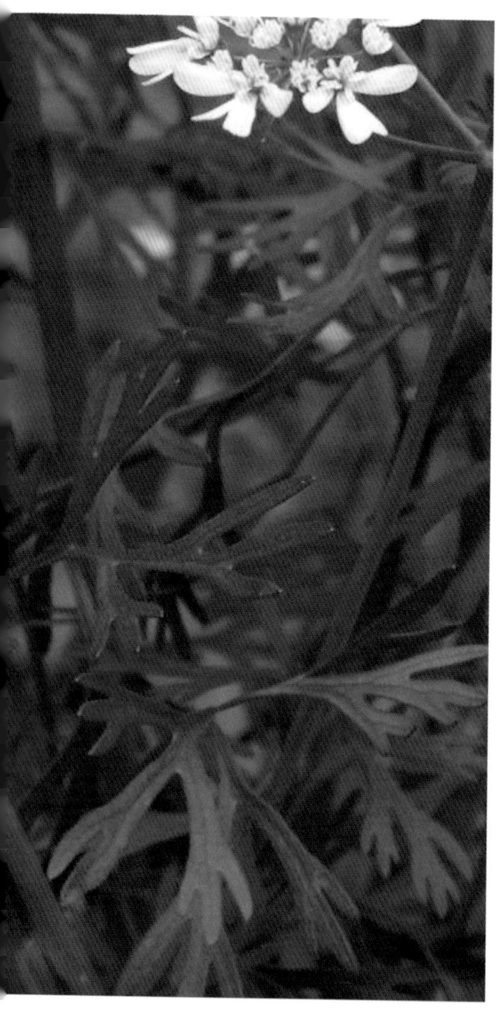

고수 효소

높이 30~60㎝이고 줄기의 속은 비어있으며 가지가 조금 갈라지고 곧게 자란다. 뿌리잎의 잎자루는 길지만 윗부분으로 갈수록 점점 짧아지고 밑부분의 잎은 1~2회 우상으로 갈라지지만 윗부분으로 갈수록 더 많이 갈라지며 갈라진 조각은 점점 좁고 길어진다. 꽃은 6~7월에 피며 흰색의 산형화서로 원줄기의 끝부분과 가지의 끝부분에 달린다. 꽃잎은 가장자리의 것이 크며 5장이고 수술도 5개이다. 열매는 분과로 둥근모양이며 10여 개의 능선이 있다. 일년생 초본으로 원산지는 동부 지중해이고 한국 등에 분포하며 주로 재배한다.

효소 발효방법 1차 100일, 2차 100일

■만드는 법■

1. 고수을 채취하여 뿌리를 잘라내고 물로 깨끗이 세척하여 물기를 완전히 빼준다.
2. 고수와 설탕을 1:1의 비율로 준비하여 잘 섞어준다.
3. 설탕과 섞어진 고수를 모두 담은 다음 맨위쪽에 설탕을 충분히 덮어준다.
4. 설탕위에 발을 덮고 무거운 돌로 눌러준 다음 항아리 입구를 한지로 밀봉한다.
5. 뚜껑을 덮어서 서늘하고 통풍이 잘되는 곳에 보관하여 1차로 100일간 발효 시킨 다음 내용물을 걸러내고 발효액만 담아 2차로 100일간 발효 시킨 다음 음용한다.

■섭취방법■

효소 발효액은 30℃ 이하의 미온수에 3:7로 희석해서 매일 아침 공복에 100㎖ 정도를 음용한다.

■효능■

건위작용, 소화작용, 담즙분비, 항진균작용, 강장, 진해, 현기증, 식중독, 소화불량, 전립선염, 치통, 두통, 치질

광나무 열매 효소

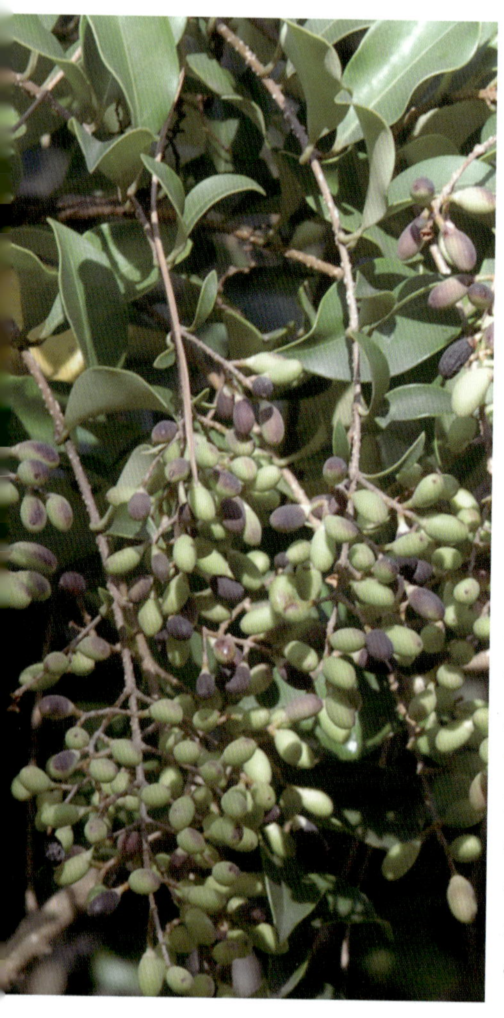

높이 3~5m이고 가지는 여러 개로 갈라지고 회색 또는 회색빛을 띤 갈색이며 피목이 뚜렷하다. 잎은 마주나고 길이 3~8㎝, 너비 2.5~4.5㎝의 넓은 달걀모양, 넓은 타원모양 또는 달걀형 긴 타원모양이며 짙은 녹색에 다육질이며 윤택이 난다. 가장자리는 밋밋하고 잎자루는 길이는 5~12㎜의 붉은 갈색을 띤다. 꽃은 7~8월에 흰색으로 복총상화서로 피며 새로 난 가지 끝에 달린다. 화서는 길이 5~12㎝, 너비가 5~12㎝로 꽃받침잎은 가장자리가 밋밋하거나 물결모양의 거치가 있고 수술은 2개이다. 핵과는 10월에 자주빛을 띤 검은 색으로 길이 7~10㎜의 달걀형 원모양이다.

효소 발효방법　1차 100일, 2차 100일

■만드는 법■

1. 광나무열매을 채취(겨울에 채취한 열매가 약성이 좋음)한다.
2. 채취한 열매를 물에 깨끗이 씻어서 물기를 완전히 빼준다.
3. 열매와 설탕을 1:1의 비율로 준비하여 잘 섞어준다.
4. 준비된 열매을 항아리에 모두 담고 맨위쪽에 설탕을 충분히 덮어준다.
5. 설탕위에 발을 덮고 무거운 돌로 눌러준 다음 항아리 입구를 한지로 밀봉한다.
6. 뚜껑을 덮어서 서늘하고 통풍이 잘되는 곳에 보관하여 1차로 100일간 발효 시킨 다음 내용물을 걸러내고 2차로 100일간 발효 시킨 다음 음용한다.

■섭취방법■

효소 발효액은 30℃ 이하의 미온수에 3:7로 희석해서 매일 아침 공복에 음용한다.

■효능■

시력저하, 현기증, 이명, 조백, 신경쇠약, 당뇨병, 노화방지, 소화기 암, 중심성망막염, 조기백내장

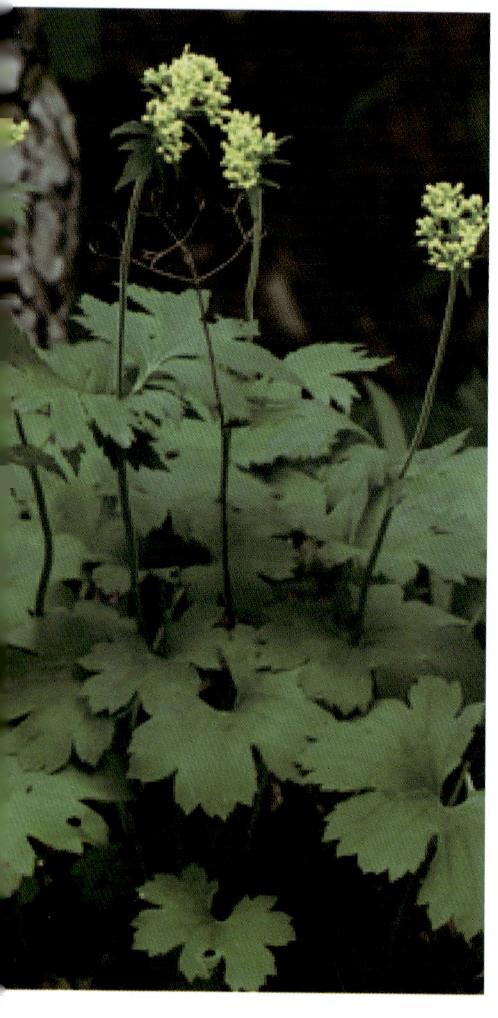

금마타리 효소

줄기는 곧게 서고 높이 30㎝에 달한다. 뿌리잎은 잎자루가 길고 약간 둥글며 손바닥 모양으로 5~7개로 갈라지는데, 갈라진 조각은 다시 얕게 갈라져 결각缺刻 또는 톱니를 가진다. 줄기잎은 마주나고 잎자루가 매우 짧은데, 손바닥 모양 또는 깃모양으로 갈라진다. 갈라진 조각은 결각 모양의 톱니가 있다. 6~7월에 황색 꽃이 줄기 끝에 산방상揀房狀으로 피며, 꽃대와 작은꽃대 안쪽에 돌기 같은 털이 밀생한다. 화관花冠은 종 모양인데 끝이 5개로 갈라지며 수술은 4개이고 암술은 1개이며 밖으로 길게 나온다. 열매는 4㎜가량인 타원형으로 녹색 또는 자주색이고, 날개 같은 포苞가 달리며 끝에 꽃받침 조각이 남아 있다.

효소 발효방법　　1차 100일, 2차 1년

■만드는 법■

1. 금마타리 전초를 채취하여 물에 깨끗하게 씻어서 물기를 완전히 빼준다(꽃은 채취해서 잘라서 별도로 담는다).
2. 준비한 금마타리 전초를 설탕과 1:1 비율로 준비하고 꽃은 항아리 맨아래에 담고 위에 전초를 넣는다.
3. 금마타리를 켜켜로 담으며 사이에 설탕을 깔아가며 항아리에 담아준다. 이때 금마타리를 설탕과 같이 버므려 넣으면 안된다.
4. 금마타리를 항아리에 다 담은 다음 위에 설탕을 전초가 보이지 않을 정도로 충분히 덮어서 마무리 한다.
5. 설탕위에 발을 덮어서 무거운 돌로 눌러준 다음 한지로 항아리 입구를 밀봉한다.
6. 뚜껑을 덮어서 서늘하고 통풍이 잘되는 곳에 1차로 100일 간 발효를 시킨 다음 내용물을 걸러내고 발효액만을 담아 2차로 1년간 숙성을 시킨다음 음용한다.

■만드는 법■

효소 발효액은 30℃ 이하의 미온수에 3:7로 희석해서 매일 아침 공복에 음용한다.

■효능■

가래제거, 급성충수염, 장염, 종기, 맹장염, 농혈이 있을 때, 어혈로 인한 동통, 산후 어혈복통

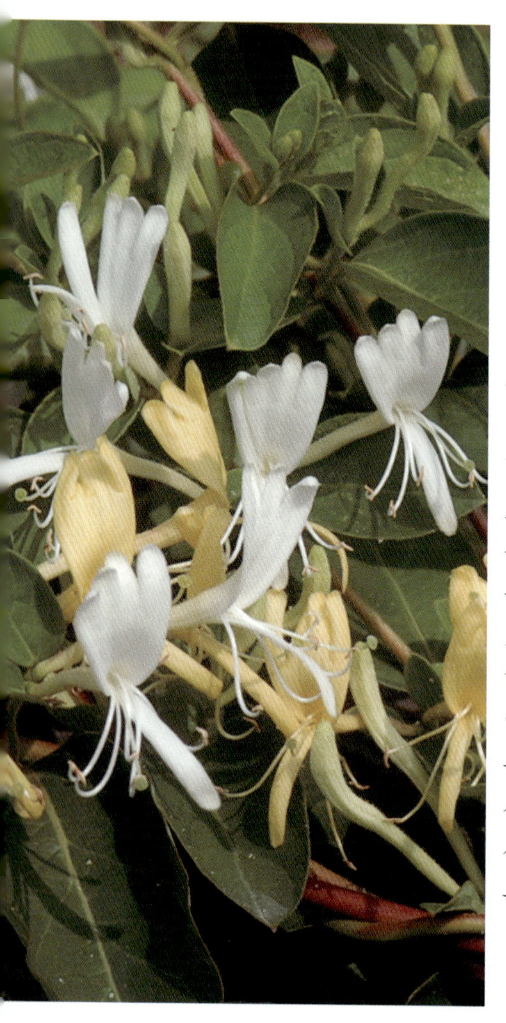

금은화 효소

인동덩굴의 꽃을 말한다. 줄기는 적갈색으로 오른쪽으로 감고 올라가고 어린가지는 황갈색의 털이 많고 속이 비어 있다. 잎은 마주나고 장타원형으로 예두, 원저이다. 잎자루에는 털이 있고 잎에는 털이 없어지거나 뒷면 일부에만 남는다. 잎겨드랑이에서 입술 모양의 흰색 꽃이 2개씩 피고 꽃받침은 털이 없으며 화관은 끝이 5개로 갈라지고 그 중 1개가 깊게 갈라져 뒤로 말린다. 수술은 5개, 암술은 1개가 있다. 개화시기는 6~7월이다. 둥근 열매는 9~10월에 검은색으로 익는다. 꽃의 색이 흰색에서 노란색으로 변하기 때문에 '금은화金銀花' 라고 한다.

효소 발효방법　1차 1년, 2차 1년

■만드는 법■

1. 청정지역에서 금은화를 채취하여 꽃술을 제거한다.
2. 금은화와 설탕을 1:1의 비율로 준비하여 잘 섞어준다.
3. 섞어진 금은화를 항아리에 켜켜로 담아가며 사이사이에 설탕을 넣어준다.
4. 금은화를 모두 담은 다음 맨위쪽에 설탕을 충분히 덮어준다.
5. 설탕위에 발을 덮고 무거운 돌로 눌러준 다음 항아리 입구를 한지로 밀봉한다.
6. 뚜껑을 덮어서 서늘하고 통풍이 잘되는 곳에 보관하여 1차로 1년간 발효 시킨 다음 내용물을 걸러내고 발효액만 담아 2차로 1년간 발효 시킨 다음 음용한다.

■섭취방법■

효소 발효액은 30℃ 이하의 미온수에 3:7로 희석해서 공복에 음용한다.

■효능■

해열, 해독, 항균작용, 부스럼, 바이러스 억제삭용, 호흡기질병, 인후통, 대장염, 위궤양, 방광염, 인두염, 편도선염, 기관지염, 유행성 이하선염, 화농성감염증

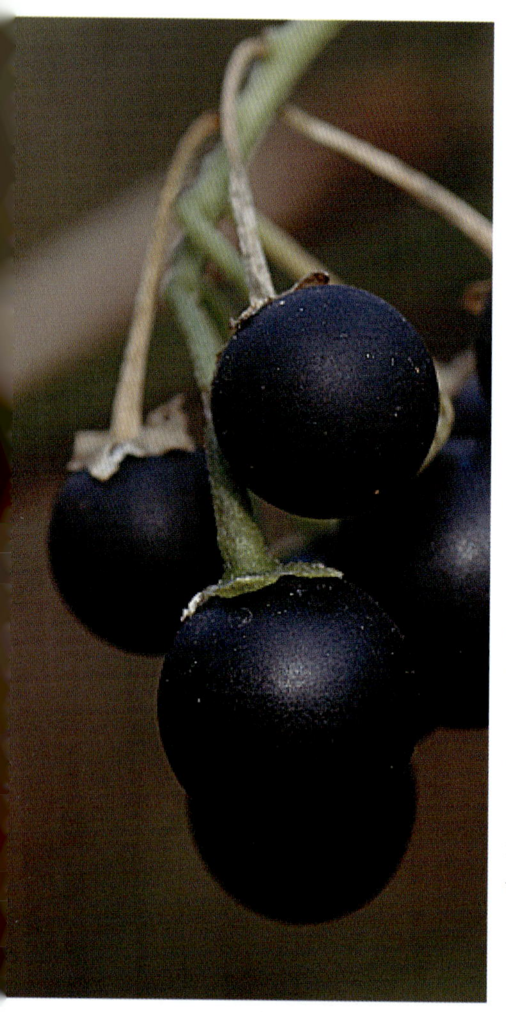

까마중열매 효소

밭이나 길가에서 자란다. 높이 20~90㎝이다. 줄기는 약간 모가 나고 가지가 옆으로 많이 퍼진다. 잎은 어긋나고 달걀 모양이며가장자리에 물결 모양의 톱니가 있거나 밋밋하고 긴 잎자루가 있다. 꽃은 5~9월에 흰색으로 피는데, 잎과 잎 사이의 줄기에서 나온 긴 꽃자루에 3~8개의 꽃이 산형꽃차례로 달린다. 열매는 장과로 둥글며 7월부터 검게 익는데, 단맛이 나지만 약간 독성이 있다. 봄에 줄기에 난 어린 잎을 나물로 삶아 먹는다. 한방에서는 여름에서 가을에 걸쳐 풀 전체를 캐서 말린 것을 용규龍葵라 한다.

효소 발효방법　1차 1년, 2차 1년

■만드는 법■

1. 까마중 열매만을 물에 씻어 물기를 빼서 준비한다.
2. 열매와 설탕을 1:1의 비율로 준비하여 설탕의 80%를 열매와 잘 버므린다..
3. 준비한 까마중 열매를 항아리에 담은 다음 항아리 윗부분에 설탕을 눌러서 두텁게 덮어 준다.
4. 설탕위에 발을 덮고 무거운 돌로 눌러줘서 숙성중 발생하는 수액위로 내용물이 뜨지 않게 하고 한지로 항아리 입구를 밀봉해 준다.
5. 뚜껑을 덮어 서늘하고 통풍이 잘되는 곳에 보관하여 1차로 1년간 숙성한 다음 내용물을 걸러내고 발효된 원액만을 다시 항아리에 담아서 2차로 1년간 숙성 발효를 시킨다(까마중에는 독성이 있어서 1차 1년, 2차 1년 숙성을 시켜야만 까마중이 갖고 있는 독성이 없어 진다).

■섭취방법■

까마중 효소 발효액은 30℃이하의 미온수에 3:7의 비율로 희석하여 매 식후 150㎖씩 음용한다.

■효능■

항암작용, 기관지염, 해독, 혈액순환, 소염작용, 심장질환, 생리통, 뇌졸중 위험 감소, 시력회복, 다이어트, 중풍예방, 해열, 신장기능 강화, 강장, 아토피, 인후두염,

까마중전초 효소

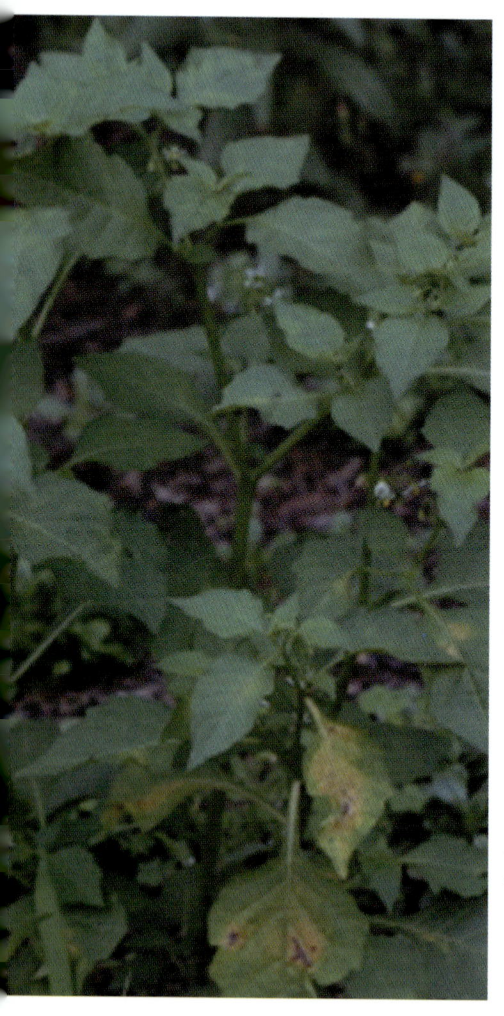

밭이나 길가에서 자란다. 높이 20~90㎝이다. 줄기는 약간 모가 나고 가지가 옆으로 많이 퍼진다. 잎은 어긋나고 달걀 모양이며가장자리에 물결 모양의 톱니가 있거나 밋밋하고 긴 잎자루가 있다. 꽃은 5~9월에 흰색으로 피는데, 잎과 잎 사이의 줄기에서 나온 긴 꽃자루에 3~8개의 꽃이 산형꽃차례로 달린다. 열매는 장과로 둥글며 7월부터 검게 익는데, 단맛이 나지만 약간 독성이 있다. 봄에 줄기에 난 어린 잎을 나물로 삶아 먹는다. 한방에서는 여름에서 가을에 걸쳐 풀 전체를 캐서 말린 것을 용규龍葵라 한다.

효소 발효방법　　1차 1년, 2차 1년

■만드는 법■

1. 까마중 전초를 채취하여 물에 담가서 깨끗이 씻어 준다. 이때 열매가 떨어져도 상관이 없으므로 흔들어서 씻어 준다.

2. 씻은 전초를 물기를 완전히 빼 준 다음 준비한 설탕과 1:1의 비율로 준비하여 설탕의 80%를 전초와 잘 버므린다.

3. 준비한 까마중 전초를 항아리에 모두 담은 다음 항아리 윗 부분에 설탕을 눌러서 두텁게 덮어 준다.

4. 설탕위에 발을 덮고 무거운 돌로 눌러줘서 숙성중 발생하는 수액위로 내용물이 뜨지 않게 하고 한지로 항아리 입구를 밀봉해 준다.

5. 뚜껑을 덮어 서늘하고 통풍이 잘되는 곳에 보관하여 1차로 1년간 숙성한 다음 내용물을 걸러내고 원액만을 다시 항아리나 병에 담아서 2차로 1년간 숙성 발효를 시킨다(까마중에는 독성이 있어서 1차 1년, 2차 1년 숙성을 시켜야만 까마중이 갖고 있는 독성이 없어 진다).

※ 섭취방법과 효능은 까마중 열매 효소와 동일

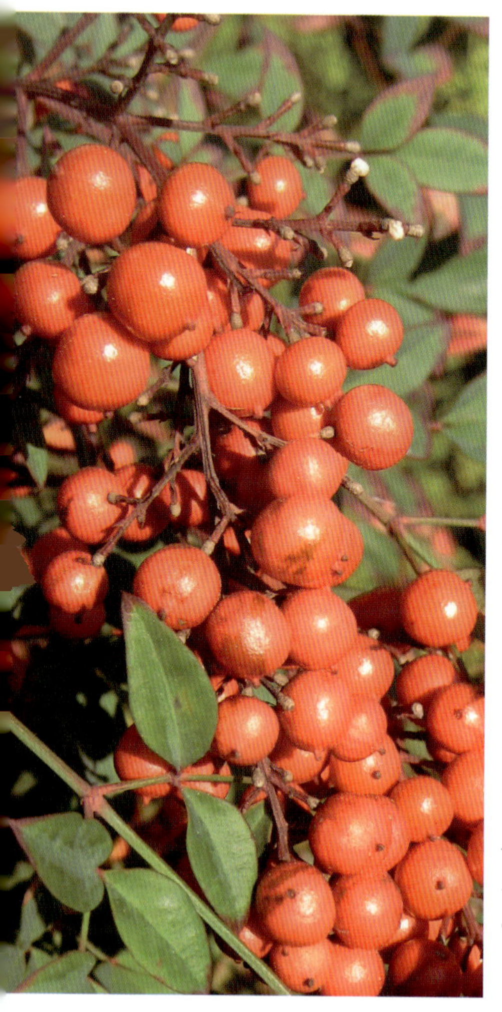

남천 효소

수고 1~3m 정도로 자라며 흔히 밑에서 줄기가 여러 가지로 갈라진다. 어긋나게 달리는 잎은 3회우상복엽으로 겨울철에 홍색으로 변한다. 작은잎은 끝이 좁은 타원상 피침형으로 잎자루가 없으며 혁질이다. 양성화인 꽃은 6~7월에 가지 끝에 흰색의 원추화서로 달린다. 꽃잎은 6개, 수술 6개, 1개의 암술대가 있다. 장과인 열매는 10월에 구형의 적색으로 익는다. 우리나라 남부지방에서 흔히 심거나 석회암지역에서 자생으로 무성히 자라는 상록활엽관목이다. 내음성이 강하고 각종 공해에도 강해 식재가 용이하며 국외로는 일본, 인도, 중국 등지에 분포한다.

효소 발효방법　　1차 100일, 2차 1년

■만드는 법■

1. 남천의 열매을 채취하여 이물질을 제거하고 물로 깨끗이 세척하여 물기를 빼준다.
2. 남천과 설탕을 1;1의 비율로 준비하여 잘 섞어준다.
3. 준비된 남천을 항아리에 모두 담은 다음 맨위쪽에 설탕을 충분히 덮어준다.
4. 설탕위에 발을 덮고 무거운 돌로 눌러준 다음 항아리 입구를 한지로 밀봉한다.
5. 뚜껑을 덮어서 서늘하고 통풍이 잘되는 곳에 보관하여 1차로 100일간 발효 시킨 다음 내용물을 걸러내고 발효액만 담아 2차로 1년간 발효 시킨 다음 음용한다.

■섭취방법■

효소 발효액은 30℃ 이하의 미온수에 3:7로 희석해서 아침 식후 소주잔 한잔 정도만 음용한다. 남천은 독성이 있으므로 과용은 금물.

■효능■

기침, 간기능향상, 눈을 밝게 해줌, 만성해수, 천식, 백일해, 말라리아

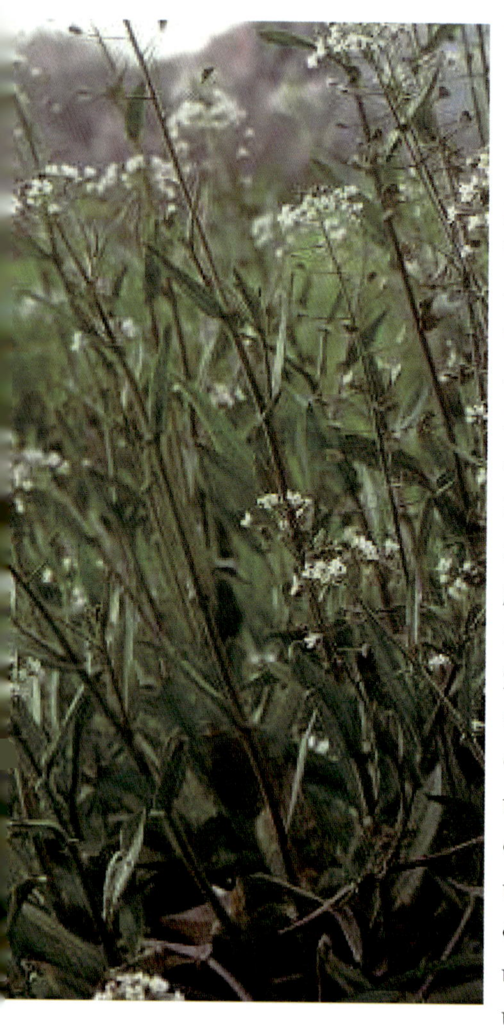

냉이 효소

전체에 털이 있고 줄기는 곧게 서며 가지를 친다. 높이는 10~50㎝이다. 뿌리잎은 뭉쳐나고 긴 잎자루가 있으며, 깃꼴로 갈라지지만 끝부분이 넓다. 줄기잎은 어긋나고 위로 올라갈수록 작아지면서 잎자루가 없어지며 바소꼴로 줄기를 반 정도 감싼다. 5~6월에 흰색 꽃이 피는데 십자화十字花가 많이 달려 총상꽃차례總狀花序를 이룬다. 열매는 편평한 거꾸로 된 삼각형 모양이고 25개의 종자가 들어 있다. 어린 순·잎은 뿌리와 더불어 이른 봄을 장식하는 나물이다. 냉이국은 뿌리도 함께 넣어야 참다운 맛이 난다. 또한 데워서 우려낸 것을 잘게 썰어 나물죽을 끓여 먹기도 한다. 비타민 B1과 C가 풍부하다.

효소 발효방법　1차 100일, 2차 100일

■만드는 법■

1. 청정지역에서 냉이를 채취한다. 냉이는 11월에서 4월 사이에 채취하는것이 가장좋다.

2. 냉이를 깨끗이 세척하여 물기를 완전히 빼고 일정한 크기로 잘라준다.

3. 냉이와 설탕을 1:1의 비율로 준비하여 잘 섞어준다.

4. 준비된 냉이를 모두 담은 다음 맨위쪽에 설탕을 충분히 덮어준다.

5. 설탕위에 발을덮고 무거운 돌로 눌러준 다음 항아리 입구를 한지로 밀봉한다.

6. 뚜껑을 덮어서 서늘하고 통풍이 잘되는 곳에 보관하여 1차로 100일간 발효 시킨 다음 내용물을 걸러내고 발효액만 담아 2차로 100일간 발효 시킨 다음 음용한다.

■섭취방법■

효소 발효액은 30℃ 이하의 미온수에 3:7로 희석해서 매일 식전 1시간전에 음용한다.

■효능■

간해독, 간기능개선, 지혈, 이뇨, 부종, 변비, 시력강화, 고혈압

느릅순 효소

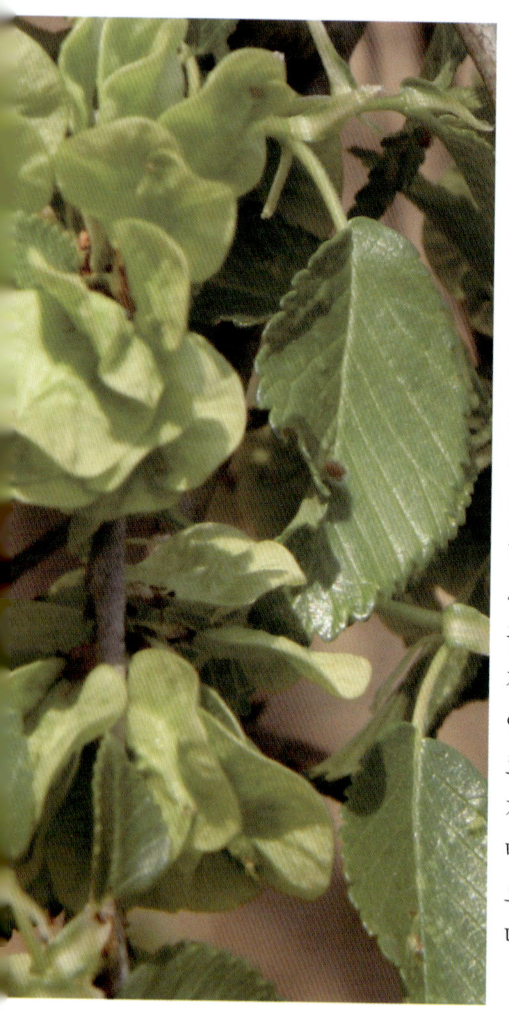

높이 30m 에 달하고 수형이 둥글다. 수피는 흑회색 또는 회색으로 세로로 불규칙하게 갈라진다. 어린가지에는 적갈색의 단모가 덮인다. 어긋나게 달리는 잎은 도란형 또는 타원형으로 끝이 뾰족하고 가장자리에 겹으로 된 톱니가 있다. 앞면은 거칠고 미모가 있으며 뒷면 맥 위에 털이 있다. 10~16쌍의 측맥이 있다. 4~5월 잎보다 먼저 양성화의 꽃이 피는데 잎겨드랑이에서 자잘한 꽃이 모여 산형화서를 이룬다. 종형의 꽃은 네 갈래로 갈라지고 4개의 수술과 1개의 암술이 있다. 시과인 열매는 도란형으로 4~5월에 익으며 가운데 잔털이 밀생한다.

효소 발효방법　1차 100일, 2차 100일

■만드는법■

1. 청정지역에서 느릅나무의 새순을 채취하여 물로 깨끗이 세척하여 물기를 완전히 제거한다.
2. 느릅순과 설탕을 1:1의 비율로 준비하여 잘 섞어준다.
3. 잘 썩어진 느릅순을 모두 담은 다음 맨위쪽에 설탕을 충분히 덮어준다.
4. 설탕위에 발을 덮고 무거운 돌로 눌러준 다음 항아리 입구를 한지로 밀봉한다.
5. 뚜껑을 덮어서 서늘하고 통풍이 잘되는 곳에 보관하여 1차로 100일간 발효 시킨 다음 내용물을 걸러내고 2차로 100일간 발효 시킨 다음 음용한다.

■섭취방 법■

효소 발효액은 30℃ 이하의 미온수에 3:7로 희석해서 매일 식사전 100㎖를 음용한다.

■효능■

구충작용, 항진균작용, 기생충구제, 중이염, 축농증, 혈뇨, 변비, 위궤양, 어린이 영양장애로 인한 설사, 유방암, 간암, 위암. 불면증

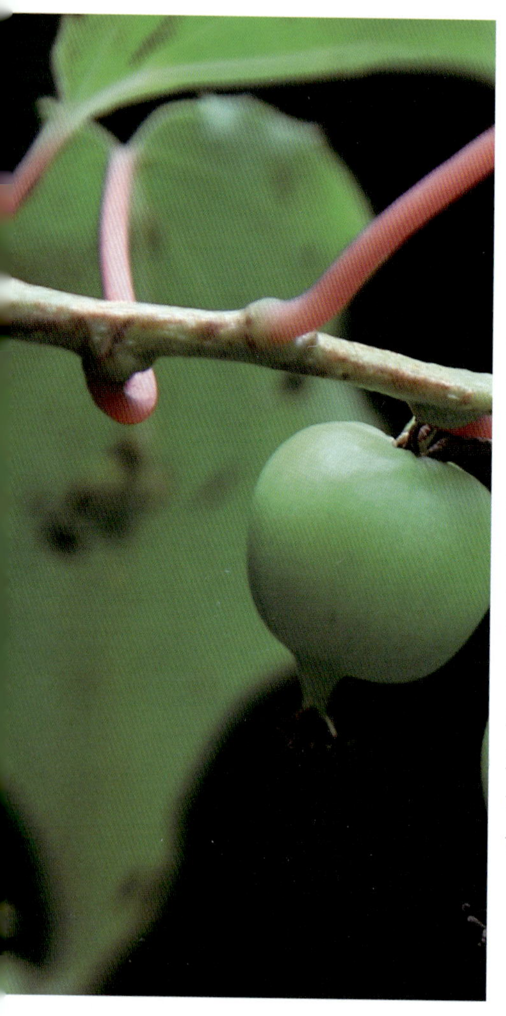

다래순 효소

목자·등리·미후리라고도 한다. 머루와 함께 대표적인 야생과일의 하나로서 전국의 깊은 산골짜기에서 자란다. 손가락 굵기 정도의 둥근 열매로서 빛깔은 푸르고 단맛이 강하며 9~10월에 익는다. 개다래는 길고 끝이 뾰족하며 익으면 주황빛이 된다. 달지 않고 톡 쏘는 맛이 있어서 약으로 쓴다. 여러가지 약리 작용을 하는데, 비타민 C와 타닌이 풍부해서 피로를 풀어주고 불면증·괴혈병 치료에도 도움을 준다. 날로 먹거나 차 또는 과일주를 담그어 먹는다. 꿀을 넣고 조려서 정과를 만들기도 한다.

효소 발효방법　1차 100일, 2차 100일

■만드는법■

1. 청정지역에서 다래순을 채취하여 떡잎등 이물질을 제거하고 물로 깨끗이 씻어 물기를 완전히 빼준다.
2. 다래순과 설탕을 1:1의 비율로 준비하여 잘 섞어준다.
3. 잘 썩어진 다래순을 모두 담은 다음 맨위쪽에 설탕을 충분히 덮어준다.
4. 설탕위에 발을 덮고 무거운 돌로 놀러준 다음 항아리 입구를 한지로 밀봉한다.
5. 뚜껑을 덮어서 서늘하고 통풍이 잘되는 곳에 보관하여 1차로 100일간 발효 시킨 다음 내용물을 걸러내고 2차로 100일간 발효 시킨 다음 음용한다.

■섭취방법■

효소 발효액은 30℃ 이하의 미온수에 3:7로 희석해서 매일 식사전 공복에 음용한다.

■효능■

해열, 이뇨, 황달, 위암, 식도암, 유방암, 간염, 관절염

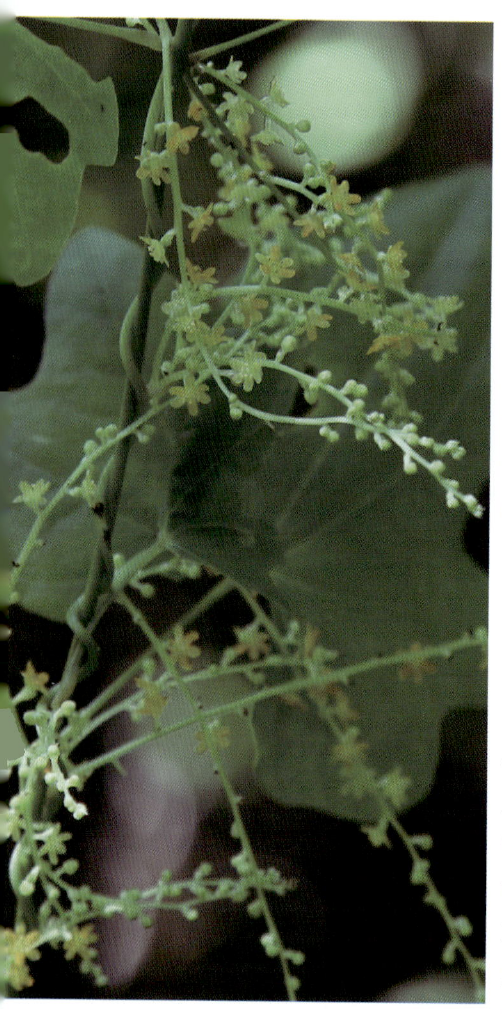

단풍마 효소

굵은 뿌리줄기는 옆으로 번고, 줄기는 다소 연하며 많은 가지가 갈라지고 물체를 감으면서 길게 뻗는다. 잎은 어긋나고 잎자루는 길고 밑 부분에 1쌍의 작은 돌기가 있다. 꽃은 암수딴그루이고 6~7월에 피며 열매는 삭과이고 길이가 20~22㎜, 폭이 19~27㎜이며 3개의 날개가 있다. 종자는 타원 모양 또는 넓은 타원 모양이고 가장자리에 날개가 있다. 한방에서 뿌리줄기를 천산룡穿山龍이라는 약재로 쓰는데, 어혈이 엉기어 뭉친 증세에 술에 담가서 복용하고, 어혈 때문에 생긴 관상 동맥 장애에 사용하며, 폐의 열 때문에 생긴 기침과 천식을 가라앉히고, 피의 열을 내리므로 종기와 피부가 헐어 생긴 발진에 사용한다.

효소 발효방법　1차 1년, 2차 1년

■만드는법■

1. 단풍마을 채취하여 칫솔등을 이용하여 깨끗이 씻어서 물기를 제거하고 일정한 크기로 잘라준다.
2. 단풍마와 설탕을 1:1의 비율로 준비하여 잘 섞어준다.
3. 준비된 단풍마을 항아리에 모두 담은 다음 맨위쪽에 설탕을 충분히 덮어준다.
4. 설탕위에 발을 덮고 무거운 돌로 눌러준 다음 항아리 입구를 한지로 밀봉한다.
5. 뚜껑을 덮어서 서늘하고 통풍이 잘되는 곳에 보관하여 1차로 1년간 발효 시킨 다음 내용물을 걸러내고 발효액만 담아 2차로 1년간 발효 시킨 다음 음용한다.

■섭취방법■

효소 발효액은 30℃ 이하의 미온수에 3:7로 희석해서 매일 아침 공복에 음용한다.

■효능■

진해, 거담, 천식, 심혈관질환, 관절염, 안면마비, 타박상, 종기, 고혈압, 동맥경화, 만성 기관지염, 관절운동장애, 갑상선기능항진증

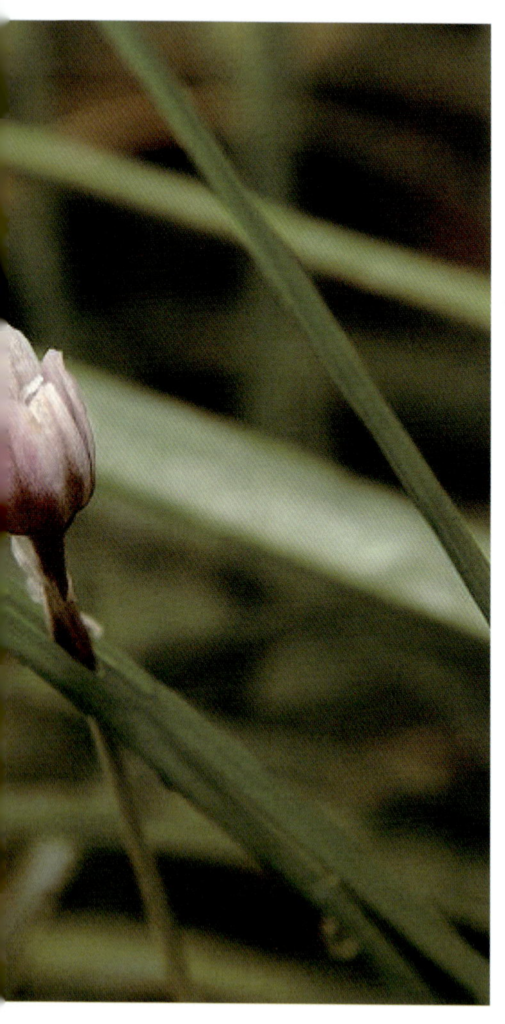

달래 효소

높이는 5~12㎝이고 여러 개가 뭉쳐난다. 비늘줄기는 넓은 달걀 모양이고 겉 비늘이 두껍고 밑에는 수염뿌리가 있다. 잎은 1~2개이며줄 모양 또는 넓은 줄 모양이며 꽃은 4월에 흰색 또는 붉은빛이 도는 흰색으로 피고 잎 사이에서 나온 1개의 꽃줄기 끝에 1~2개가 달린다.열매는 삭과로 작고 둥글다. 잎과 알뿌리 날것을 무침으로 먹거나 부침 재료로도 이용한다. 마늘의 매운맛 성분인 알리신이 들어 있어 맛이 맵다. 한방에서 달래의 비늘줄기를 소산小蒜이라는 약재로 쓰인다.

효소 발효방법　　1차 1년, 2차 1년

■만드는법■

1. 달래를 채취하여 물로 깨끗이 씻어서 물기를 빼준 다음 일정한 크기로 잘라준다.
2. 달래와 설탕을 1:1의 비율로 준비하여 잘 섞어준다.
3. 준비된 달래를 모두 담은 다음 맨위쪽에 설탕을 충분히 덮어준다.
4. 설탕위에 발을 덮고 무거운 돌로 눌러준 다음 항아리 입구를 한지로 밀봉한다.
5. 뚜껑을 덮어서 서늘하고 통풍이 잘되는 곳에 보관하여 1차로 1년간 발효 시킨 다음 내용물을 걸러내고 발효액만 담아 2차로 1년간 발효 시킨 다음 음용한다.

■섭취방법■

효소 발효액은 30℃ 이하의 미온수에 3:7로 희석해서 음용한다.

■효능■

위궤양, 치질, 폐결핵, 혈압강하, 동맥경화, 당뇨병, 지사제, 건위소화제, 빈혈, 강장, 지혈작용, 월경통, 해독작용, 간기능강화

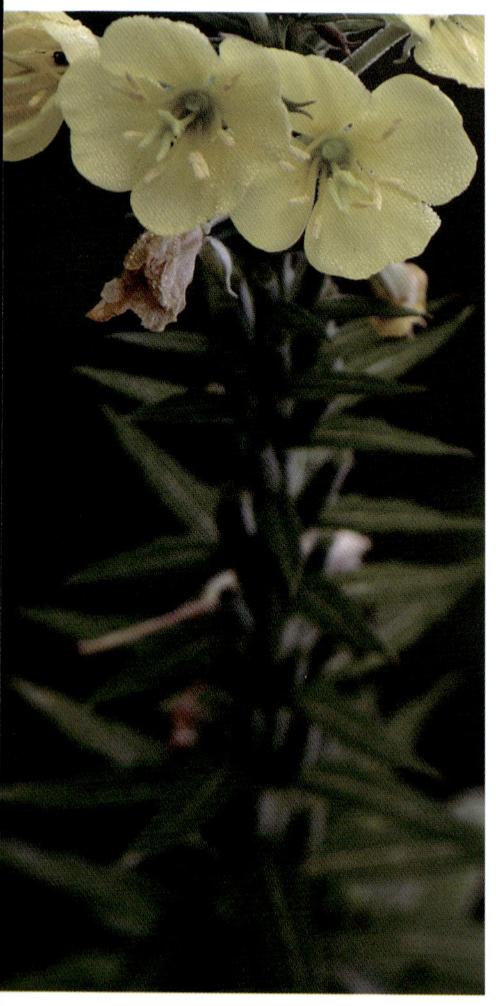

달맞이꽃 효소

굵고 곧은 뿌리에서 1개 또는 여러 개의 줄기가 나와 곧게 서며 높이가 50~90㎝이다. 전체에 짧은 털이 난다. 잎은 어긋나고 줄 모양의 바소꼴이며 끝이 뾰족하고 가장자리에 얕은 톱니가 있다. 꽃은 7월에 노란 색으로 피고 저녁에 피었다가 아침에 시든다. 열매는 삭과로 긴 타원 모양이고 길이가 2.5㎝이며 4개로 갈라지면서 종자가 나온다. 종자는 여러 개의 모서리각이 있으며 젖으면 점액이 생긴다. 한방에서 뿌리를 월견초月見草라는 약재로 쓰는데, 감기로 열이 높고 인후염이 있을 때 물에 넣고 달여서 복용하고, 종자를 월견자月見子라고 하여 고지혈증에 사용한다.

효소 발효방법　1차 11일, 2차 100일

■만드는법■

1. 청정지역에서 달맞이꽃 전초를 채취하여 물로 깨끗이 세척하여 물기를 완전히 제거한다.
2. 일정한 크기로 잘라 설탕과 1:1의 비율로 준비하여 잘 섞어준다.
3. 준비된 달맞이꽃을 켜켜로 담아가며 사이사이에 설탕을 넣어준다.
4. 달맞이꽃을 모두 담은 다음 맨위쪽에 설탕을 충분히 덮어 준다.
5. 설탕위에 발을 덮고 무거운 돌로 눌러준 다음 항아리 입구를 한지로 밀봉한다.
6. 뚜껑을 덮어서 서늘하고 통풍이 잘되는 곳에 보관하여 1차로 11일간 발효 시킨 다음 내용물을 걸러내고 발효액만 담아 2차로 100일간 발효 시킨 다음 음용한다.

■섭취방법■

효소 발효액은 30℃ 이하의 미온수에 3:7로 희석해서 매 식전 공복에 음용한다.

■효능■

해열, 소염, 감기, 인후염, 기관지염, 당뇨병, 고혈압, 비만, 혈액순환, 노화방지, 아토피성피부염. 고지혈증

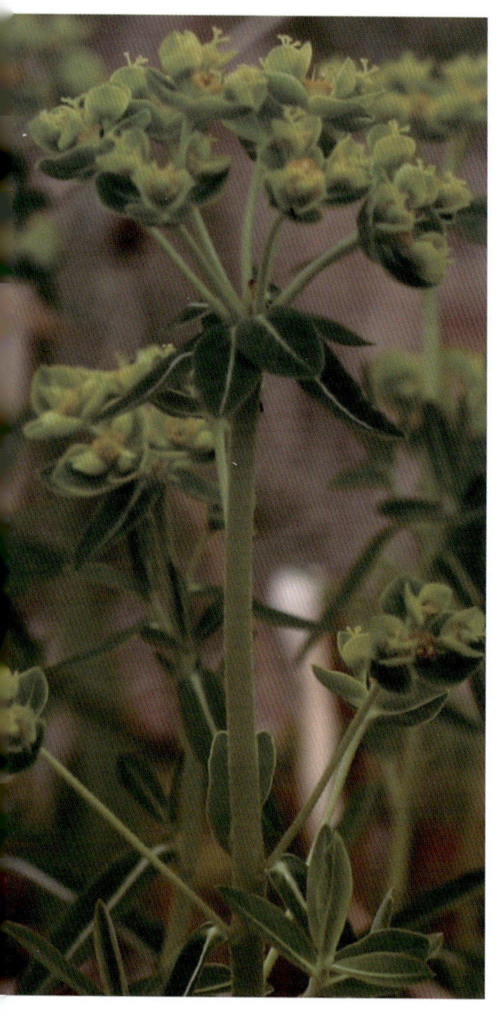

대극 효소

뿌리줄기는 비대하고, 줄기는 곧게 서며 흔히 밑부분에서 가지를 치고 가는 털이 있다. 높이 80㎝ 정도이고, 자르면 흰 유액이 나온다. 잎은 어긋나고 잎자루는 없으며 타원형의 바소꼴로 끝은 뭉뚝하거나 뾰족하고 밑은 뾰족하다. 원줄기 윗부분에서는 5개의 잎이 돌려나고, 총포잎總苞葉은 넓은 달걀 모양 또는 삼각꼴의 원형으로 길이 5~12㎜이다. 6월경에 황록색 꽃이 배상꽃차례杯狀花序를 이루고, 1개의 수술로 된 몇 개의 수꽃과 1개의 암술로 된 1개의 암꽃이 작은 총포 안에 들어 있다. 열매는 삭과로 지름 6㎜ 정도이고 겉에 돌기가 있으며, 종자는 약간 둥글다. 어린 잎을 식용한다. 생약生藥으로 쓰는 대극은 뿌리를 말린 것이다.

효소 발효방법   1차 1년, 2차 1년

■만드는법■

1. 대극을 6월에서 10월 사이에 채취한다. 대극의 뿌리는 독성이 있어서 사용하지 않는다.
2. 대극을 물로 깨끗이 씻어서 물기를 제거하고 일정한 크기로 잘라준다.
3. 대극과 설탕을 1:1의 비율로 준비하여 잘 섞어준다.
4. 준비된 대극을 항아리에 모두 담고 맨위쪽에 설탕을 충분히 덮어준다.
5. 설탕위에 발을 덮고 무거운 돌로 눌러준 다음 항아리 입구를 한지로 밀봉한다.
6. 뚜껑을 덮어서 서늘하고 통풍이 잘되는 곳에 보관하여 1차로 1년간 발효 시킨 다음 내용물을 걸러내고 발효액만 담아 2차로 1년간 발효 시킨 다음 음용한다.

■섭취방법■

효소 발효액은 독성이 있어서 꼭 섭취 방법을 준수 하여야 한다. 냉수에 1:10로 희석해서 꼭 식후에 음용한다. 이때 소주잔으로 한잔 이상은 음용하면 안된다.

■효능■

임질, 비염, 치주염, 풍습, 부종, 임파선염

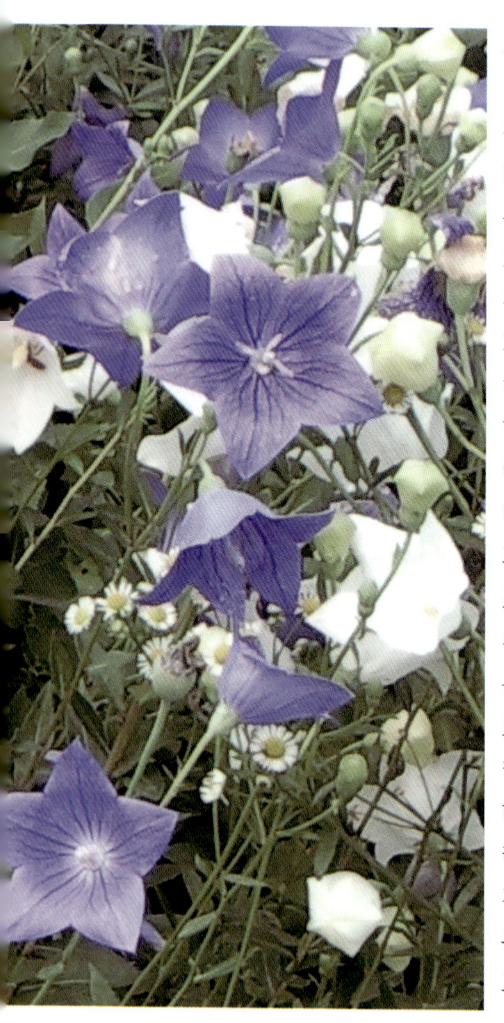

도라지 전초 효소

뿌리는 굵고 줄기는 곧게 자라며 자르면 흰색 즙액이 나온다. 잎은 어긋나고 긴 달걀 모양 또는 넓은 바소꼴로 가장자리에 톱니가 있으며, 잎자루는 없다. 꽃은 7~8월에 하늘색 또는 흰색으로 위를 향하여 피고 끝이 퍼진 종 모양으로, 지름 4~5㎝이며 끝이 5개로 갈라진다. 열매는 삭과로서 달걀 모양이고 꽃받침 조각이 달린 채로 익는다. 번식은 종자로 잘된다. 봄·가을에 뿌리를 채취하여 날것으로 먹거나 나물로 먹는다. 도라지의 주용 성분은 사포닌이다. 흰색 꽃이 피는 것을 백도라지, 꽃이 겹으로 되어 있는 것을 겹도라지, 흰색 꽃이 피는 겹도라지를 흰겹도라지라고 한다.

효소 발효방법 — 1차 1년, 2차 1년

■만드는법■

1. 도라지 전초를 채취하여 깨끗하게 씻어 물기를 빼준다.
2. 도라지의 줄기와 순 뿌리를 일정한 크기로 잘라준다.
3. 도라지와 설탕을 1:1의 비율로 준비하여 항아리에 도라지를 켜켜로 담아가며 사이사이에 설탕을 넣어준다.
4. 도라지를 모두 담은 다음 맨위쪽에 설탕을 충분히 덮어준다.
5. 설탕위에 발을 덮고 무거운 돌로 눌러준 다음 항아리 입구를 한지로 밀봉한다.
6. 뚜껑을 덮어서 서늘하고 통풍이 잘되는 곳에 1차로 1년간 발효 시킨 다음 내용물을 걸러내고 발효액만 담아 2차로 1년간 발효 시킨 다음 음용한다(발효기간을 엄수한다).

■섭취방법■

효소 발효액은 30℃ 이하의 미온수에 2:8로 희석해서 음용한다.

■효능■

보폐, 감기, 천식, 기침, 가래, 편노선염, 만성기관지염, 인후두염, 진정, 진통, 해열작용, 가슴통증, 위산과다, 폐농양, 폐기종, 폐결핵, 기관지확장증, 늑막염

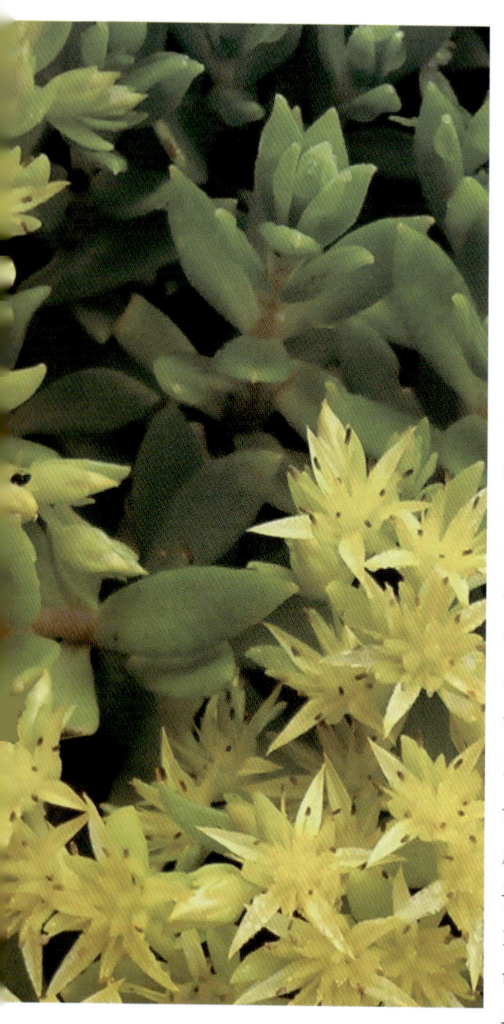

돌나물 효소

줄기는 옆으로 뻗으며 각 마디에서 뿌리가 나온다. 꽃줄기는 곧게 서고 높이는 15㎝ 정도이다. 잎은 보통 3개씩 돌려나고 잎자루가 없으며 긴 타원형 또는 바소꼴이다. 잎 양끝이 뾰족하고 가장자리는 밋밋하다. 꽃은 황색으로 8~9월에 피며 취산꽃차례를 줄기 끝에 이루고 지름 6~10㎜ 이다. 5개의 꽃잎은 바소꼴로 끝이 뾰족하고 꽃받침보다 길다. 꽃받침조각은 5개인데 타원상 바소꼴로 끝이 뭉뚝하다. 수술은 10개이며 꽃잎과 거의 같은 길이이다. 열매는 골돌과利咨果이고 5개의 심피心皮가 있다. 줄기를 잘라 땅에 꽂아 두면 잘 자란다. 어린 줄기와 잎은 김치를 담가 먹는데 향미가 있다. 연한순은 나물로 한다.

효소 발효방법 1차 100일, 2차 100일

■만드는법■

1. 청정지역에서 돌나무를 채취하여 흐르는 물에 헹구듯이 세척하여 물기를 완전히 빼준다.
2. 돌나물과 설탕을 1:1의 비율로 준비하여 잘 섞어준다.
3. 준비된 돌나물을 모두 담은 다음 맨위쪽에 설탕을 충분히 덮어준다.
4. 설탕위에 발을 덮고 무거운 돌로 눌러준 다음 항아리 입구를 한지로 밀봉한다.
5. 뚜껑을 덮어서 서늘하고 통풍이 잘되는 곳에 보관하여 1차로 100일간 발효 시킨 다음 내용물을 걸러내고 2차로 100일간 발효 시킨 다음 음용한다.

■섭취방법■

효소 발효액은 30℃ 이하의 미온수에 3:7로 희석해서 매일 식사전 공복에 100㎖ 정도를 음용한다.

■효능■

긴암, 급성간염, 간경변증, 담석증, 담낭염, 소염, 급성 기관지염, 이담작용, 이뇨, 해독, 식욕증진

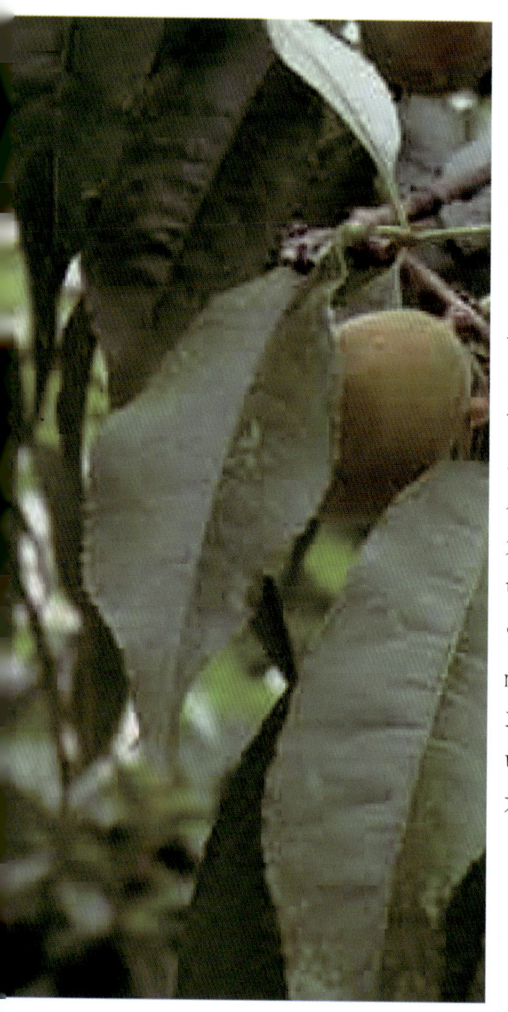

돌복숭아 효소

잎은 어긋나기하고 좁은 난상 피침형이며 가장자리에 잔톱니가 있으며 어린 잎에 잔털이 있으나 점차 없어지고 엽병에 간혹 꿀샘이 있다. 핵과는 둥글며 지름 3cm로서 잔털이 있고 7월에 황색으로 성숙한다. 꽃은 4월에 잎보다 먼저 피며 지름 2.5cm로서 연한 홍색이고 1개씩 달리며 짧은 꽃자루가 있고 꽃받침열편은 긴 달걀모양이며 둔두로서 털이 없고 겉은 적갈색이며 길이 5mm이다. 줄기는 일년생가지는 회갈색이고 약간 윤채가 있으며 지름 2~4mm이고 껍질눈은 가늘며 길고 둥글다.

효소 발효방법　1차 100일, 2차 100일

■만드는법■

1. 돌복숭아를 흐르는 물에 깨끗이 세척하여 물기를 완전히 제거한다.
2. 돌복숭아와 설탕을 1:1의 비율로 준비하여 잘 섞어준다.
3. 설탕에 잘 썩은 돌복숭아를 모두 담은 다음 맨위쪽에 설탕을 충분히 덮어준다.
4. 설탕위에 발을 덮고 무거운 돌로 눌러준 다음 항아리 입구를 한지로 밀봉한다.
5. 뚜껑을 덮어서 서늘하고 통풍이 잘되는곳에 보관하여 1차로 100일간 발효 시킨 다음 내용물을 걸러내고 발효액만 담아 2차로 100일간 발효 시킨 다음 음용한다.

■섭취방법■

효소 발효액은 30℃ 이하의 미온수에 3:7로 희석해서 공복에 음용한다.

■효능■

피부미용, 기관지염, 결핵, 만성관절염, 임파선 결핵, 비염, 만성간염, 심장병, 부종

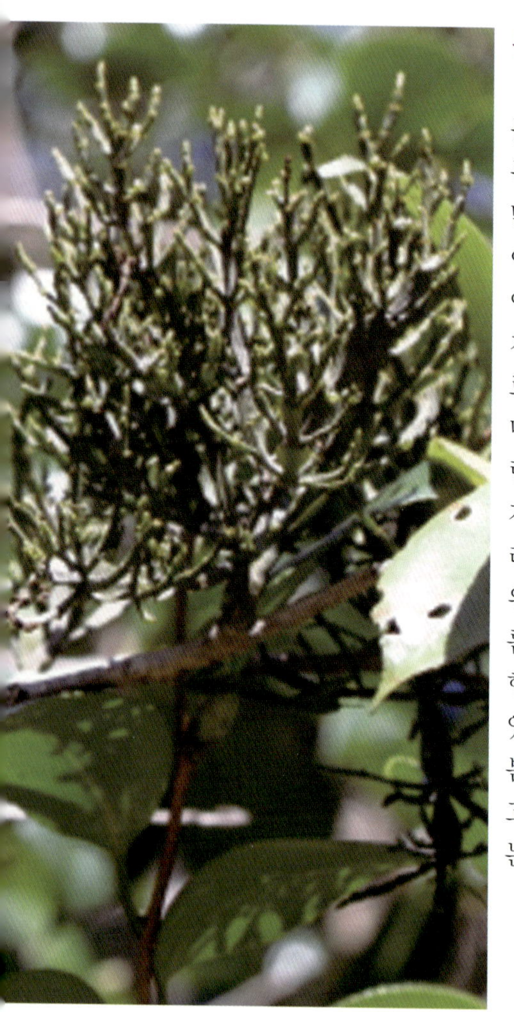

동백나무겨우살이 효소

높이는 5~30cm이고, 가지는 녹색이며 털이 없다. 마디가 많고 많이 갈라지며 마디 사이가 편평하다. 잎은 퇴화되어 작고 마디의 위 끝에 돌기처럼 달린다. 꽃은 1가화─家花로서 꽃대가 없고, 지름이 1mm 미만으로 마디에 5~6개씩 달린다. 화피花被는 3개로 갈라지고 꽃밥은 화피 안쪽에 달리며 구멍이 많고, 씨방은 하위이다. 열매는 장과漿果로 지름 2mm 정도이고 넓은 타원형이며, 끝에 암술대가 달려 있고 종자는 1개씩 들어 있다. 봄부터 여름에 걸쳐 꽃이 피고 가을에 등황색 열매가 익는다.

효소 발효방법   1차 100일, 2차 1년

■만드는법■

1. 동백 겨우살이를 채취하여 흐르는 물에 씻은 다음 물기를 완전히 빼준다.
2. 동백 겨우살이와 설탕을 1:1의 비율로 준비하여 잘 섞어준다.
3. 준비된 동백 겨우살이를 항아리에 켜켜로 담고 설탕을 사이사이에 깔아가며 모두 담은 다음 맨위쪽에 설탕을 충분히 덮어준다.
4. 설탕위에 발을 덮고 무거운 돌로 눌러준 다음 항아리 입구를 한지로 밀봉한다.
5. 뚜껑을 덮어서 서늘하고 통풍이 잘되는 곳에 보관하여 1차로 100일간 발효 시킨 다음 내용물을 걸러내고 2차로 1년간 발효 시킨 다음 음용한다.

■섭취방법■

효소 발효액은 30℃ 이하의 미온수에 3:7로 희석해서 매일 아침 공복에 음용한다.

■효능■

비인암, 신장암, 위암, 유방암, 자궁암, 폐암, 난소낭종, 해수, 해열, 현기증, 혈액순환촉진, 고혈압, 동백경화, 요통, 관절염, 협심증, 당뇨병, 동상, 불임, 항바이러스, 식욕촉진, 허약체질, 면역력 증진

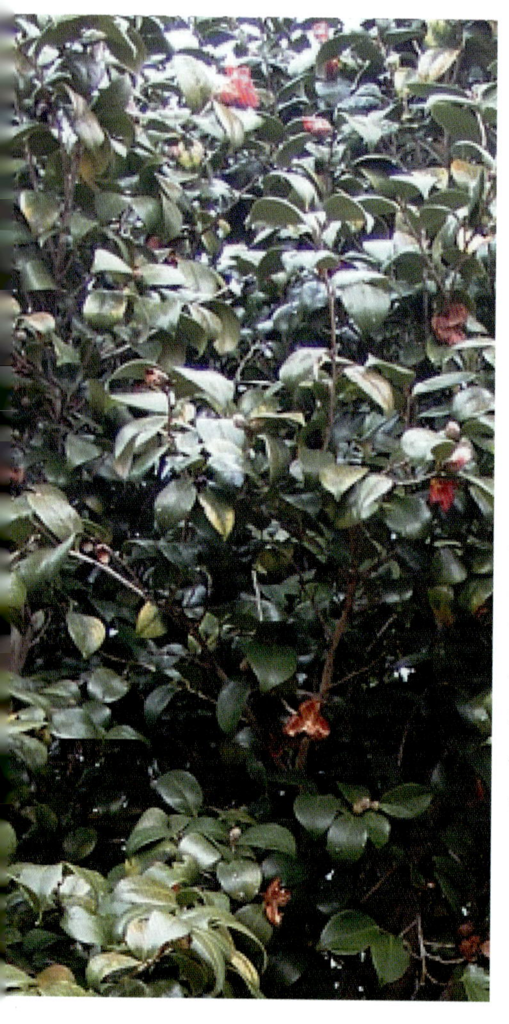

동백꽃 효소

나무껍질은 회백색이며 겹눈은 선상 긴 타원형이다. 잎은 어긋나고 타원형 또는 긴 타원형이다. 잎가장자리에 물결모양의 잔 톱니가 있고 윤기가 있으며 털이 없다. 꽃은 이른봄 가지 끝에 1개씩 달리고 적색이다. 꽃잎은 5~7개가 밑에서 합쳐져서 비스듬히 퍼지고, 수술은 많으며 꽃잎에 붙어서 떨어질 때 함께 떨어진다. 암술대는 3개로 갈라진다. 열매는 삭과로 둥글고 지름 3~4cm로서 3실이며, 검은 갈색의 종자가 들어 있다. 식물체와 꽃은 관상용으로 하며, 종자에서는 기름을 짠다.

효소 발효방법　　1차 1년, 2차 1년

■만드는법■

1. 동백꽃을 채취하여 이물질과 꽃껍데기 꽃수술를 제거한다.
2. 동백꽃과 설탕을 1:1의 비율로 준비하여 설탕과 잘 버므려 준다.
3. 준비된 동백꽃을 항아리에 켜켜로 담아주고 맨위쪽에 설탕을 충분히 덮어준다.
4. 설탕위에 발을 덮고 무거운 돌로 눌러준 다음 항아리 입구를 한지로 밀봉한다.
5. 뚜껑을 덮어서 서늘하고 통풍이 잘되는 곳에 보관하여 1차로 1년간 발효시킨 다음 내용물을 걸러내고 2차로 1년간 숙성시킨 다음 음용한다.

■섭취방법■

효소 발효액은 30℃ 이하의 미온수에 3:7의 비율로 희석하여 아침공복에 한번 잠자기 1시간전에 한번씩 음용한다.

■효능■

토혈, 인후통, 지혈, 생리통, 어혈, 타박상, 자궁출혈, 월경과다, 산후출혈, 아토피성 피부염, 임질, 각혈, 하혈, 이뇨

동의나물 효소

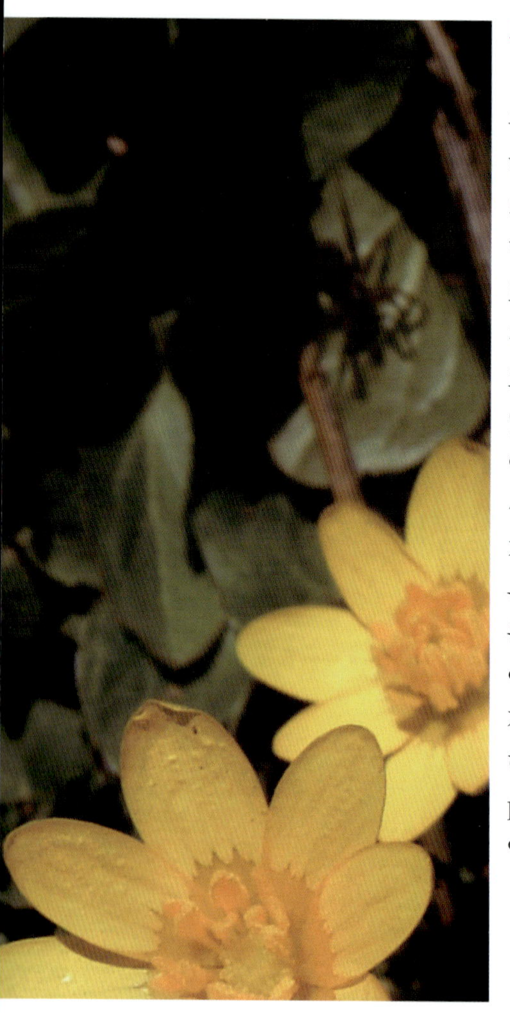

동이나물·입금화立金花라고도 한다. 습지에서 자란다. 흰색의 굵은 뿌리에서 잎이 뭉쳐난다. 잎은 심장모양의 원형 또는 달걀모양의 심원형이며 길이와 나비가 각각 5~10cm로서 가장자리에 둔한 톱니가 있거나 밋밋하다. 꽃은 꽃잎이 없으며 꽃받침 조각이다. 4~5월에 피고 황색이며 꽃줄기 끝에 1~2개씩 달리고 작은꽃가지가 있다. 열매는 골돌利咨로 4~16개씩 달리고 길이 1cm 정도이며 끝에 암술대가 붙어 있다. 옆으로 비스듬히 서는 것을 눈동의나물(C. palustris for. decumbens)이라고 한다.

효소 발효방법 1차 1년, 2차 1년

■만드는법■

1. 청정지역에서 동의나물을 채취하여 흐르는 물에 깨끗이 씻어서 응달에서 물기를 빼준다.
2. 동의나물과 설탕을 1:1의 비율로 준비하여 잘 섞어준다.
3. 준비된 동의나물을 항아리에 모두 담은 다음 맨위쪽에 설탕을 충분히 덮어준다.
4. 설탕위에 발을 덮고 무거운 돌로 눌러준 다음 항아리 입구를 한지로 밀봉한다.
5. 뚜껑을 덮어서 서늘하고 통풍이 잘되는 곳에 보관하여 1차로 1년간 발효 시킨 다음 내용물을 걸러내고 발효액만 담아 2차로 1년간 발효 시킨 다음 음용한다.

■섭취방법■

효소 발효액은 독성이 잔재 하므로 냉수에 2:8의 비율로 매일 아침 식후에 50cc씩 음용한다.

■효능■

진정작용, 진통작용, 항균작용, 월경불순, 자궁임, 구토, 설사, 기침, 기관지염, 천식, 화상, 피부병, 안질, 복수, 콩팥염

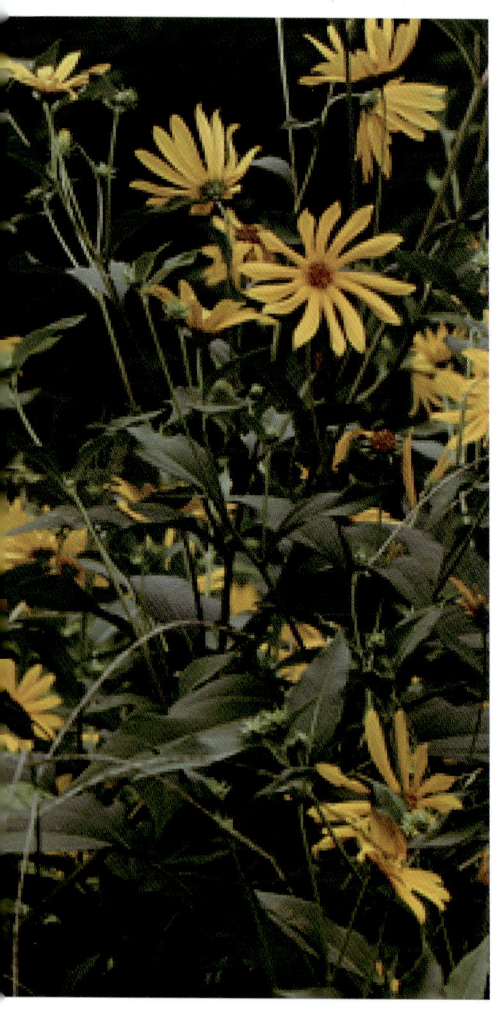

돼지감자 효소

높이 1.5~3m 정도로 곧게 자라며 겉에 거친 털이 있어 껄끄럽다. 잎은 아래쪽에서는 마주달리고 윗부분 에서는 어긋나게 달린다. 잎몸은 타원형으로 가장자리에 톱니가 있고 잎자루에 날개가 있다. 9~10월 줄기 끝에 많은 가지가 갈라져 지름 8cm 정도의 해바라기를 닮은 노란색의 두상화가 달린다. 설상화는 10개 이상이고 컵모양의 총포가 있으며 총포조각은 2~3줄로 배열한다. 열매는 수과로 겉에 돌기가 있다. 땅 속에 있는 덩이 모양의 뿌리줄기를 '돼지감자' 라 하여 식용하거나 사료로 이용한다. 북아메리카 원산인 다년생 초본으로 흔히 심어 기르거나 인가 근처 풀밭에서 야생으로 자라기도 한다.

효소 발효방법　1차 100일, 2차 100일

■만드는법■

1. 돼지감자를 채취하여 깨끗하게 세척하여 물기를 뺀 돼지감자를 적당한 크기로 잘라준다.
2. 돼지감자와 설탕을 1:1의 비율로 준비하여 돼지감자를 한켜 깔고 설탕을 한켜씩 번갈아 가며 항아리에 담아준다.
3. 돼지감자를 모두 담은 다음 맨위쪽에 설탕을 충분히 덮어준다.
4. 설탕위에 발을 덮고 무거운 돌로 눌러준 다음 항아리 입구를 한지로 밀봉한다.
5. 뚜껑을 덮어서 서늘하고 통풍이 잘된는 곳에 보관하여 1차로 100일간 숙성시킨 다음 내용물을 걸러내고 2차로 100일간 숙성시킨 다음 음용한다.

■섭취방법■

효소 발효액을 30℃ 이하의 미온수에 3:7의 비율로 희석하여 아침식사전 공복에 음용한다.

■효능■

성인병 예방, 당뇨혈당저하, 비만 해소, 변비 해소, 갱년기 장해 예방, 암의 성장저하

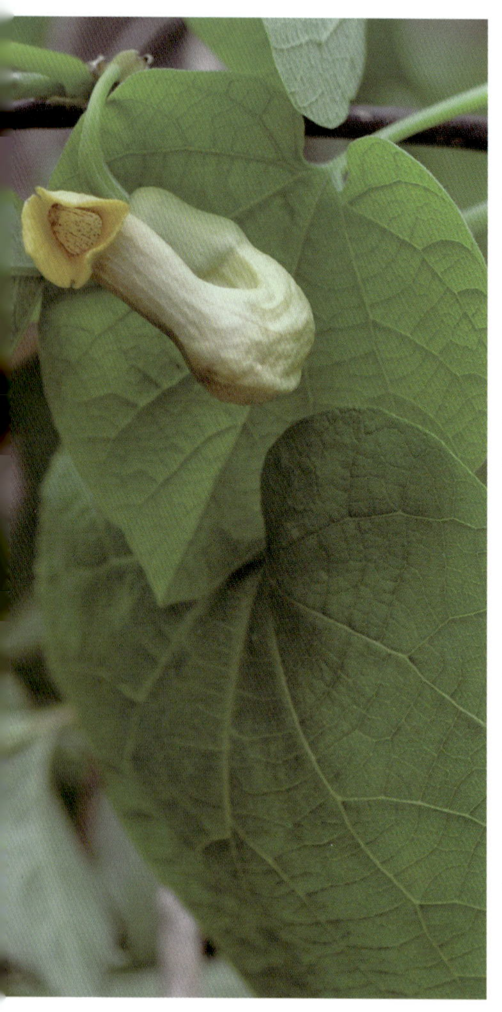

등칡 효소

새 가지는 녹색이지만 두해살이 가지는 회갈색이다. 길이 10m 정도이다. 잎은 둥글고 끝이 뾰족하며 톱니가 없다. 꽃은 단성화로서 5월에 피는데 잎겨드랑이에 1개씩 달린다. 꽃대 길이 2~3cm이고, 꽃은 길이 10cm이며 U자 모양, 즉 색소폰 모양으로 꼬부라진다. 통부筒部의 넓은 부분은 지름 18mm 정도이고, 겉은 연한 녹색, 안쪽 중앙부는 연한 갈색, 밑부분은 흑자색이며 윗부분에 자갈색 반점이 있고 꽃가장자리가 3개로 갈라진다. 씨방은 길이 5mm 정도이며, 열매는 삭과로 10~11월에 익는다. 생약의 통초通草는 줄기를 잘라서 말린 것이다.

효소 발효방법 1차 100일, 2차 100일

■만드는법■

1. 청정지역에서 등칡의 줄기와 잎을 채취한다.
2. 흐르는 물에 깨끗이 세척하여 물기를 완전히 빼주고 일정한 크기로 잘라준다.
3. 등칡과 설탕을 1:1의 비율로 준비하여 잘 섞어준다.
4. 준비된 등칡을 항아리에 모두 담은 다음 맨위쪽에 설탕을 충분히 덮어준다.
5. 설탕위에 발을 덮고 무거운 돌로 눌러준 다음 항아리 입구를 한지로 밀봉한다.
6. 뚜껑을 덮어서 서늘하고 통풍이 잘되는 곳에 보관하여 1차로 100일간 발효 시킨 다음 내용물을 걸러내고 발효액만 담아 2차로 100일간 발효 시킨 다음 음용한다.

■섭취방법■

효소 발효액은 30℃ 이하의 미온수에 3:7로 희석해서 매일 아침 식후 50cc씩 음용한다.

■효능■

강심, 이뇨, 심장쇠약, 소변불리, 요로감염, 요독증, 구내염, 악성종양, 젖이 안나올때

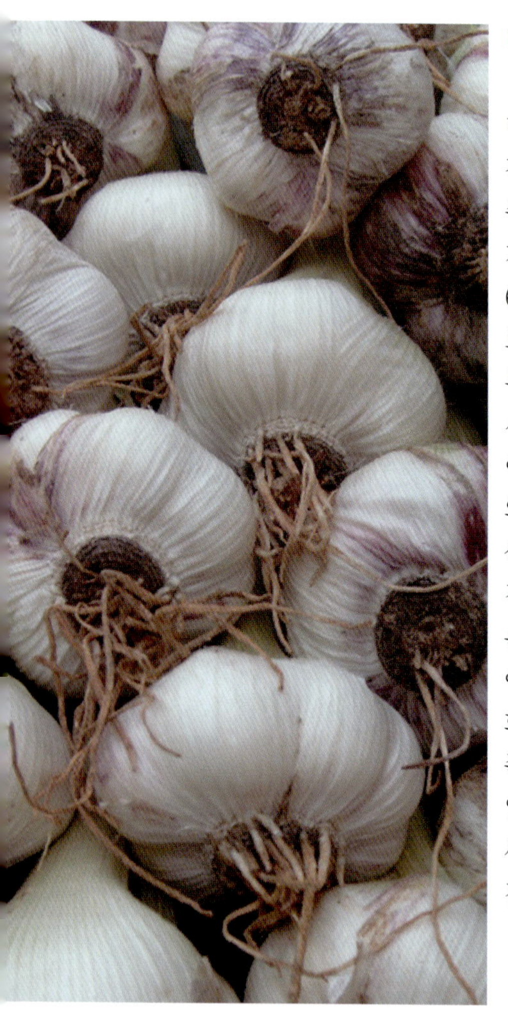

마늘 효소

비늘줄기는 연한 갈색의 껍질 같은 잎으로 싸여 있으며, 안쪽에 5~6개의 작은 비늘줄기가 들어 있다. 꽃줄기는 높이 60㎝ 정도이다. 잎은 바소꼴로 3~4개가 어긋나며, 잎 밑부분이 잎집으로 되어 있어 서로 감싼다. 7월에 잎 겨드랑이에서 속이 빈 꽃줄기가 나와 그 끝에 1개의 큰 산형꽃이삭傘形花穗이 달리고 총포總苞는 길며 부리처럼 뾰족하다. 꽃은 흰 자줏빛이 돌고 꽃 사이에 많은 무성아無性芽가 달리며 화피갈래조각은 6개이고 바깥쪽의 것이 크다. 비늘줄기, 잎, 꽃자루에서는 특이한 냄새가 나며 비늘줄기를 말린 것을 대산이라 한다.

효소 발효방법   1차 100일, 2차 100일

■만드는법■

1. 마늘을 속껍질을 벗겨서 준비한다.
2. 깐마늘과 설탕을 1:1의 비율로 준비하여 잘 섞어준다.
3. 설탕과 섞어준 마늘을 모두 담은 다음 맨위쪽에 설탕을 충분히 덮어준다.
4. 설탕위에 발을 덮고 무거운 돌로 눌러준 다음 항아리 입구를 한지로 밀봉한다.
5. 뚜껑을 덮어서 서늘하고 통풍이 잘되는 곳에 보관하여 1차로 100일간 발효 시킨 다음 내용물을 걸러내고 발효액만 담아 2차로 100일간 발효 시킨 다음 음용한다.

■섭취방법■

효소 발효액은 30℃ 이하의 미온수에 3:7로 희석해서 매 식사전 공복에 음용한다.

■효능■

체력증강, 강장, 피로회복, 살균 및 항균작용, 동맥경화 개선, 신체노화빙지, 내증, 고열압, 당뇨, 항암작용, 아토피성 피부염, 정장 및 소화작용 촉진, 진정효과

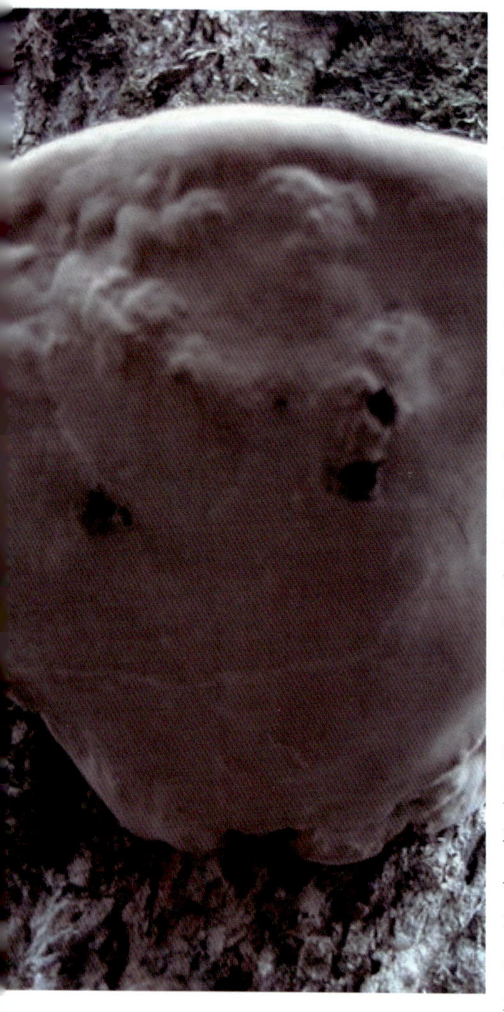

말굽버섯 효소

연중 자작나무 · 너도밤나무 · 단풍나무류와 같은 활엽수의 죽은 나무 또는 살아 있는 나무에 무리를 지어 자라며 여러해살이이다. 버섯갓은 처음에 반원 모양이다가 나중에 종 모양 또는 말굽 모양으로 변한다. 갓 표면은 회색으로 두꺼우며, 단단한 껍질로 덮여 있고, 회황갈색이나 흑갈색 물결 무늬 또는 가로로 심한 홈줄이 나 있다. 갓 가장자리는 둔하고 황갈색이다. 표피는 황갈색이며 질긴 모피처럼 생겼다. 아랫면은 회백색이고, 줄기구멍은 여러 층이고 빽빽한 회색 또는 연한 주황색의 작은 구멍이 있다. 맛은 약간 쓰고 밋밋하다. 일반적으로 껍질이 단단하여 식용이나 약용으로 사용할 때는 잘게 썰어 달여 차와 같은 형태로 사용한다.

효소 발효방법　1차 1년, 2차 1년

■만드는법■

1. 채취한 말굽버섯을 작두를 이용하여 적당한 크기로 잘라준다.
2. 말굽버섯 5kg일때 설탕 7kg 물은 10ℓ 를 썩어서 설탕시럽을 만들어 준다. 이때 설탕시럽은 불에 끊여서 만들면 안되고 30℃ 정도의 미지근한 물에 설탕을 넣고 1시간 이상 저어서 만들어 주어야 한다.
3. 준비된 말굽버섯을 항아리에 넣고 설탕시럽을 부어준 다음 맨위에 설탕을 충분히 덮어 준다.
4. 설탕위에 발을 덮고 그 위에 무거운 돌을 눌러준 다음 항아리 입구를 한지로 밀봉한다.
5. 뚜껑을 덮어서 서늘하고 통풍이 잘되는 곳에 보관하여 1차로 1년간 숙성시킨 다음 내용물을 걸러내고 발효액만을 2차로 1년간 숙성시킨 다음 음용한다.

■섭취방법■

효소발효액은 찬물에 3:7의 비율로 희석하여 아침에 일어나자 마자 공복에 음용한다.

■효능■

관절염 치료, 피부미용, 다이어트 효과, 치매예방 및 치료, 천연소화제기능, 노화방지기능, 항산화작용

매실 효소

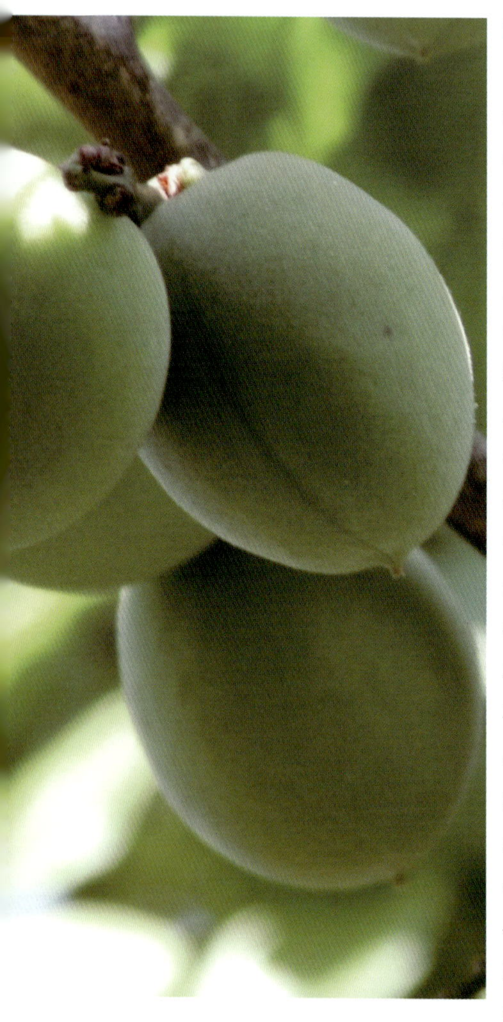

매실

둥근 모양이고 5월 말에서 6월 중순에 녹색으로 익는다. 열매 중 과육이 약 80%인데, 그 중에서 약 85%가 수분이며 당질이 약 10%이다. 무기질·비타민·유기산(시트르산·사과산·호박산·주석산)이 풍부하고 칼슘·인·칼륨 등의 무기질과 카로틴도 들어 있다. 그 중 시트르산은 당질의 대사를 촉진하고 피로를 풀어주며, 유기산은 위장의 작용을 활발하게 하고 식욕을 돋구는 작용을 한다. 알칼리성 식품으로 피로회복에 좋고 체질개선 효과가 있다. 특히 해독작용이 뛰어나 배탈이나 식중독 등을 치료하는 데 도움이 되며, 신맛은 위액을 분비하고 소화기관을 정상화하여 소화불량과 위장 장애를 없애 준다.

효소 발효방법   1차 100일, 2차 100일

■만드는법■

1. 매실을 물로 깨끗이 세척하여 물기를 완전히 제거한다.
2. 매실의 과육과 씨를 분리한다(매실의 씨에는 독성이 들어 있어서 씨를 제거해준다).
3. 매실의 과육과 설탕을 1:1의 비율로 준비하여 잘 섞어준다.
4. 설탕과 섞어진 매실을 모두 담은 다음 맨위에 설탕을 충분히 덮어준다.
5. 설탕위에 발을 덮고 무거운 돌로 눌러준 다음 항아리 입구를 한지로 밀봉한다.
6. 뚜껑을 덮어서 서늘하고 통풍이 잘되는 곳에 보관하여 1차로 100일간 발효 시킨 다음 내용물을 걸러내고 발효액만을 담아 2차로 100일간 발효 시킨 다음 음용한다.

■섭취방법■

효소 발효액은 30℃ 이하의 미온수에 3:7로 희석해서 매 식전에 적당량을 음용한다.

■효능■

해독작용, 살균작용, 소화촉진, 만성변비, 지사작용, 간기능효복, 피부미용, 체질개선, 노화방지, 신경안정, 골다공증

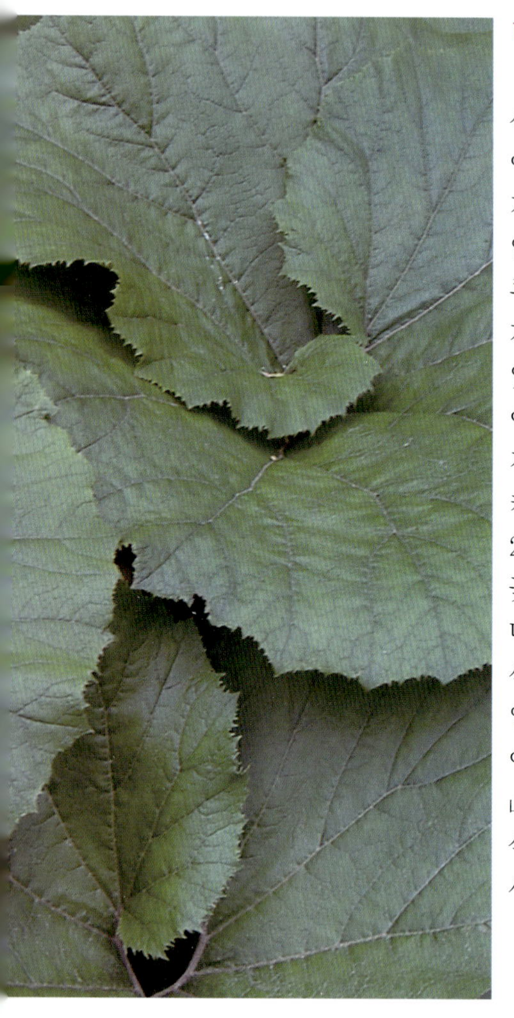

머위 효소

산록의 다소 습기가 있는 곳에서 잘 자란다. 굵은 땅속줄기가 옆으로 뻗으면서 끝에서 잎이 나온다. 뿌리잎은 잎자루가 길고 신장腎臟모양이며 가장자리에 치아상의 톱니가 있고 전체적으로 꼬부라진 털이 있다. 이른봄에 잎보다 먼저 꽃줄기가 자라고 꽃이삭은 커다란 포로 싸여 있다. 꽃은 2가화二家花이며 암꽃이삭은 꽃이 진 다음 30㎝ 정도 자란다. 암꽃은 백색, 수꽃은 황백색이고 모두 관모冠毛가 있다. 열매는 수과로 원통형이며 길이 3.5㎝이다. 잎자루는 산채山菜로서 식용으로 하고, 꽃이삭은 식용 또는 진해제鎭咳劑로 사용한다.

효소 발효방법   1차 100일, 2차 100일

■만드는법■

1. 청정지역에서 머위 잎을 채취하여 물로 깨끗이 씻어 물기를 뺀 다음 일정한 크기로 잘라준다.
2. 머위 잎과 설탕을 1:1의 비율로 준비하여 잘 섞어준다.
3. 설탕과 썩어진 머위 잎을 모두 담은 다음 맨위쪽에 설탕을 충분히 덮어준다.
4. 설탕위에 발을 덮고 무거운 돌로 눌러준 다음 항아리 입구를 한지로 밀봉한다.
5. 뚜껑을 덮어서 서늘하고 통풍이 잘되는 곳에 보관하여 1차로 100일간 발효 시킨 다음 내용물을 걸러내고 발효액만 담아 2차로 100일간 발효 시킨 다음 음용한다.

■섭취방법■

효소 발효액은 30℃ 이하의 미온수에 3:7로 희석해서 매일 식사전 공복에 150cc 정도를 음용한다.

■효능■

소화기능 강화, 폐기능 강화, 해독, 기관지염, 천식, 기관지 확장증, 폐농양, 후두염, 해소

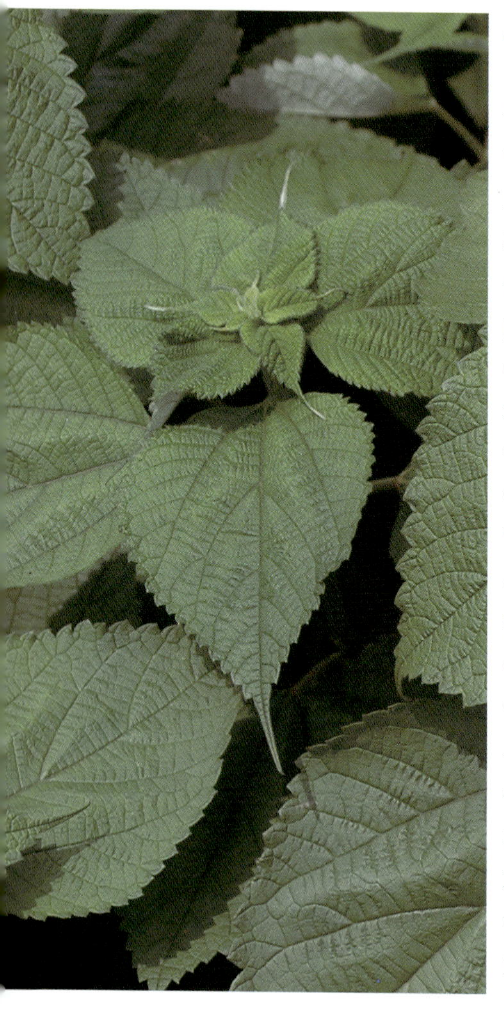

모시풀 효소

높이 1~2m이고 줄기는 둥글며 녹색이고 가지가 갈라지기도 하고 잎자루와 함께 퍼진 잔털이 많다. 잎은 마주나고 둥근 달걀모양이며 길이 10~15cm, 폭 6~12cm로서 끝이 꼬리처럼 약간 길고 가장자리에 톱니가 있으며 잎의 앞면은 짙은 녹색으로서 털이 약간 있으나 잎의 뒷면은 솜털이 있어 흰빛을 띠는 특징이 있다. 꽃은 7~8월에 피고 암수한그루로서 원추화서로 잎겨드랑이에 달리고 화서가 잎자루보다 짧으며 수꽃화서는 줄기 밑부분에 암꽃화서는 줄기 윗부분에 달리고 화서는 길이 5~10cm이다. 열매는 수과로 타원모양이며 여러개가 함께 붙어 있고 길이는 1mm 정도이다.

효소 발효방법 　1차 100일, 2차 100일

■만드는법■

1. 청정지역의 모시풀을 채취하여 물로 깨끗이 씻어서 물기를 완전히 빼준다.
2. 모시풀과 설탕을 1:1의 비율로 준비한다.
3. 항아리에 모시풀을 한켜 깔고 그위에 설탕을 깔아가면서 모두 담은 다음 맨위쪽에 설탕을 충분히 덮어준다.
4. 설탕위에 발을 덮고 무거운 돌로 눌러준 다음 항아리 입구를 한지로 밀봉한다.
5. 뚜껑을 덮어서 서늘하고 통풍이 잘되는 곳에 보관하여 1차로 100일간 발효 시킨 다음 내용물을 걸러내고 발효액만 담아 2차로 100일간 발효 시킨 다음 음용한다.

■섭취방법■

효소 발효액은 30℃ 이하의 미온수에 3:7로 희석해서 매일 아침 공복에 음용한다.

■효능■

해열, 해독, 항균, 이뇨, 지혈, 소염, 혈액순환촉진, 하혈, 장출혈, 잇몸출혈, 자궁출혈, 각혈, 복통, 방광염, 뱀에 물린데, 임질, 기관지염, 백혈구 감소증, 관절염, 요도염, 복수, 당뇨병, 타박상 등

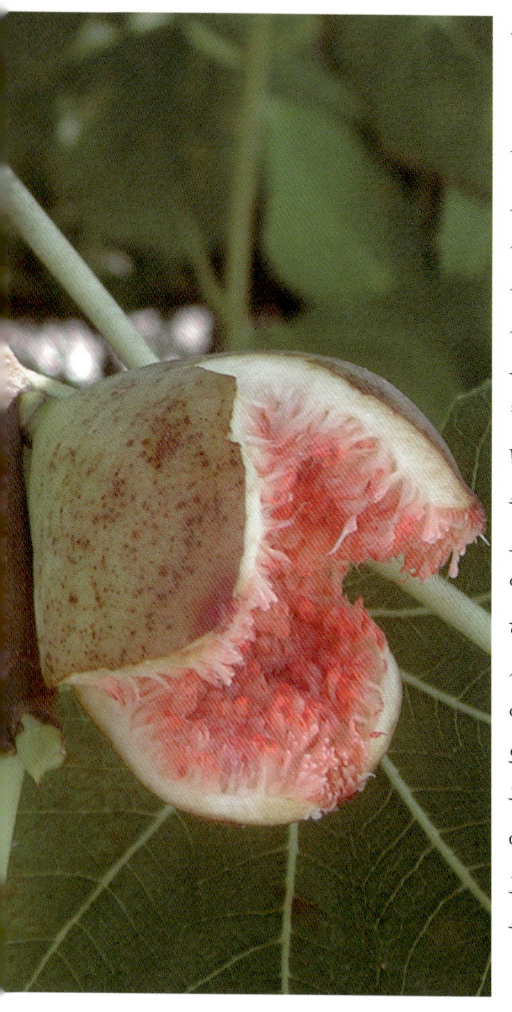

무화과 효소

열매의 생김새는 둥근 모양, 납작하면서 둥근 모양, 원뿔 모양 등이 있다. 과일의 껍질 색깔도 녹색, 노란빛을 띤 녹색, 노란색, 붉은빛을 띤 녹색, 자줏빛을 띤 갈색, 자줏빛을 띤 검은색 등 다양하다. 유럽과 미국에서는 건과乾果로 많이 쓰고 한국과 일본에서는 주로 날로 먹는다. 주요 성분으로는 당분(포도당과 과당)이 약 10% 들어 있어 단맛이 강하다. 유기산으로는 사과산과 시트르산을 비롯하여 암 치료에 효과가 있는 벤즈알데히드와 단백질 분해효소인 피신이 들어 있다. 그밖에 리파아제, 아밀라아제, 옥시다아제 등의 효소와 섬유질 및 단백질이 풍부하다.

효소 발효방법 　1차 100일, 2차 100일

■만드는법■

1. 잘익은 무화과 열매를 채취하여 무화과 꼭지를 따서 4등분하고 설탕과 1:1 비율로 준비하여 잘 버므린다.
2. 항아리에 무화과 열매를 한켜씩 넣고 설탕을 한켜씩 깔아가며 항아리에 담아 준다.
3. 무화과 열매를 항아리에 다 담은 다음 위에 설탕을 충분히 덮어서 마무리 한다.
4. 설탕 위에 발을 덮어서 무거운 돌로 눌러준 다음 한지로 항아리 입구를 밀봉한다.
5. 뚜껑을 덮어서 서늘하고 통풍이 잘되는 곳에 보관하여 100일간 1차 숙성을 거친 다음 내용물을 걸러내고 1차 발효된 발효액을 다시 항아리에 담아서 2차로 100일 상 숙성 시킨 다음 음용한다.

■섭취방법■

효소 발효액은 30℃ 이하의 미온수에 3:7로 희석해서 매일 아침 공복에 음용한다.

■효능■

강압삭용, 힝암작용, 소화불량, 각종암(위암, 인후암, 선암, 자궁경부암, 방광암, 폐암), 골수성 백혈병, 림프육종, 변비, 항문염증, 종기, 피부병, 유방경결, 식욕부진, 치질, 해열

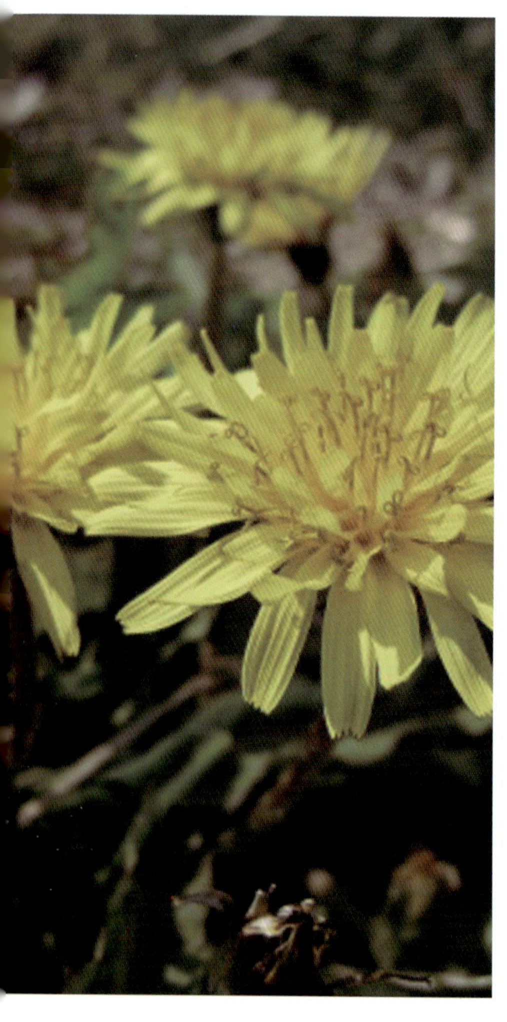

민들레 효소

줄기는 없고, 잎이 뿌리에서 뭉쳐나며 옆으로 퍼진다. 잎은 거꾸로 세운 바소꼴이고 길이가 6~15cm, 폭이 1.2~5cm이며 깃꼴로 깊이 패어 들어간 모양이고 가장자리에 톱니가 있고 털이 약간 있다. 꽃은 4~5월에 노란색으로 피고 잎과 길이가 비슷한 꽃대 끝에 두상화(頭狀花:꽃대 끝에 꽃자루가 없는 작은 통꽃이 많이 모여 피어 머리 모양을 이룬 꽃)가 1개 달린다. 열매는 수과이다. 길이 3~3.5mm의 긴 타원 모양이며 갈색이고 윗부분에 가시 같은 돌기가 있다. 뿌리는 길이가 7~8.5mm이고 관모는 길이가 6mm이며 연한 흰빛이 돈다. 봄에 어린 잎을 나물로 먹는다.

효소 발효방법 1차 100일, 2차 100일

■만드는법■

1. 청정지역에서 민들레 새싹을채취하여 물로 깨끗이 씻어서 물기을 완전히 빼준다.
2. 민들레 새싹과 설탕을 1:1의 비율로 준비한다.
3. 민들레 새싹을 항아리에 켜켜로 깔아가며 사이사이에 설탕을 넣어준다. 켜켜로 다 담은 다음 맨위쪽에 설탕을 충분히 덮어준다.
4. 설탕위에 발을 덮고 무거운 돌로 눌러준 다음 항아리 입구를 한지로 밀봉한다.
5. 뚜껑을 덮어서 서늘하고 통풍이 잘되는 곳에 보관하여 1차로 100일간 발효 시킨 다음 내용물을 걸러내고 발효액만 담아 2차로 100일간 발효 시킨 다음 음용한다.

■섭취방법■

효소 발효액은 30℃ 이하의 미온수에 3:7로 희석해서 매일 식사전 공복에 150cc 정도를 음용한다.

■효능■

간염, 감기, 강정제, 갱년기장애, 결핵, 골수염, 급성 결막염, 급성 기관지염, 급성 편도선염, 기관지염 등

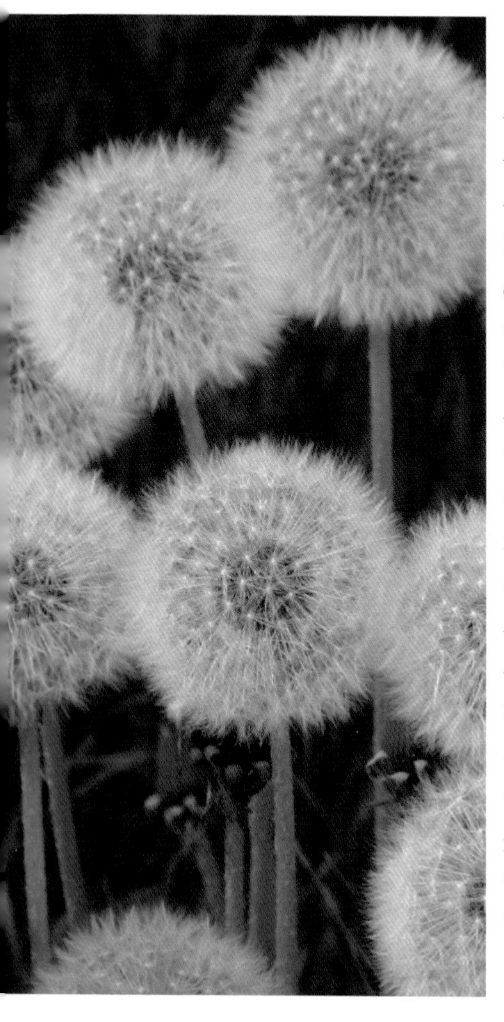

민들레 뿌리 효소

줄기는 없고, 잎이 뿌리에서 뭉쳐나며 옆으로 퍼진다. 잎은 거꾸로 세운 바소꼴이고 길이가 6~15cm, 폭이 1.2~5cm이며 깃꼴로 깊이 패어 들어간 모양이고 가장자리에 톱니가 있고 털이 약간 있다. 꽃은 4~5월에 노란색으로 피고 잎과 길이가 비슷한 꽃대 끝에 두상화(頭狀花:꽃대 끝에 꽃자루가 없는 작은 통꽃이 많이 모여 피어 머리 모양을 이룬 꽃)가 1개 달린다. 열매는 수과이다. 길이 3~3.5mm의 긴 타원 모양이며 갈색이고 윗부분에 가시 같은 돌기가 있다. 뿌리는 길이가 7~8.5mm이고 관모는 길이가 6mm이며 연한 흰빛이 돈다. 봄에 어린 잎을 나물로 먹는다.

효소 발효방법　1차 1년, 2차 1년

■만드는법■

1. 청정지역에서 민들레 뿌리를 채취하여 솔등을 이용하여 깨끗이 세척한다.
2. 세척한 뿌리를 물기를 완전히 제거하고 일정한 크기로 잘라준다.
3. 민들레 뿌리와 설탕을 1:1의 비율로 준비하여 항아리에 뿌리를 한켜 깔고 위에 설탕을 한켜 깔아가며 켜켜로 다 담고 맨위쪽에 설탕을 충분히 덮어준다.
4. 설탕위에 발을 덮고 무거운 돌로 눌러준 다음 항아리 입구를 한지로 밀봉한다.
5. 뚜껑을 덮어서 서늘하고 통풍이 잘되는 곳에 보관하여 1차로 1년간 발효 시킨 다음 내용물을 걸러내고 발효액만 담아 2차로 1년간 발효 시킨 다음 음용한다.

■섭취방법■

효소 발효액은 30℃ 이하의 미온수에 3:7로 희석해서 아침 공복에 음용한다.

■효능■

간염, 강정제, 갱년기장애, 결핵, 골수염, 급성 결막염, 급성 기관지염, 림프절염, 변비, 소화불량, 식중독, 신경통, 심장병, 위암, 위산과다. 위염, 지방간, 폐결액, 천식, 치질, 충수염, 해열, 해독, 황달

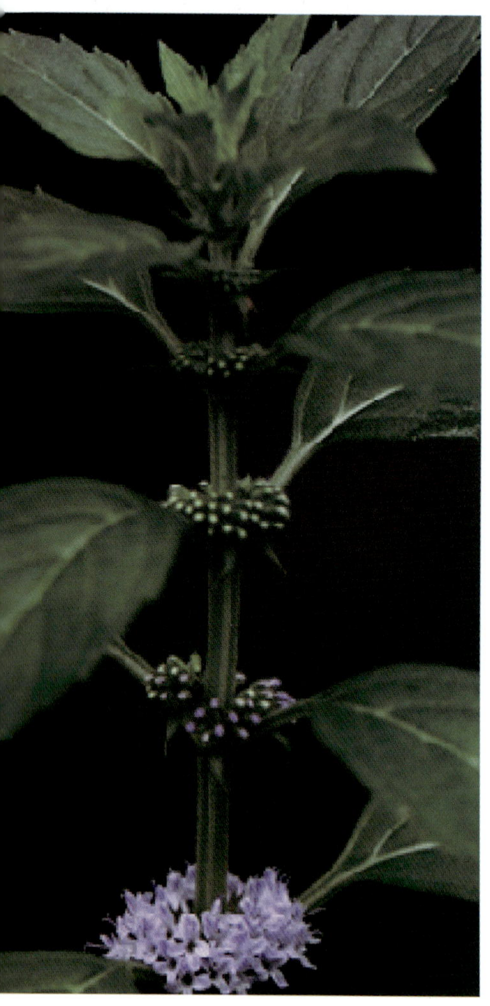

박하 효소

야식향夜息香·번하채·인단초仁丹草·구박하歐薄荷라고도 한다.높이 60~100㎝이다. 줄기는 단면이 사각형이고 표면에 털이 있다. 잎은 자루가 있는 홑잎으로 마주나고 가장자리는 톱니 모양이다. 잎 표면에는 기름샘이 있어 여기서 기름을 분비하는데 정유精油의 대부분은 이 기름샘에 저장된다. 여름에서 가을에 줄기의 위쪽 잎겨드랑이에 엷은 보라색의 작은 꽃이 이삭 모양으로 달린다. 수술이 4개이고 1개의 암술은 끝이 2개로 갈라지며 씨방은 4실이다. 꽃은 주로 오전 중에 피는데 암술은 꽃이 핀 후 3~4일, 수술은 2~3일 만에 수정된다.

효소 발효방법 ― 1차 100일, 2차 100일

■만드는법■

1. 청정지역의 박하를 채취하여 물로 깨끗이 씻어 물기를 완전히 제거한다.
2. 박하를 일정한 크기로 잘라서 설탕과 1:1의 비율로 준비하여 잘 버므려 준다.
3. 버믈려서 준비한 박하를 다 담고 맨위에 설탕을 충분히 덮어준다.
4. 설탕위에 발을 덮고 무거운 돌로 눌러준 다음 항아리 입구를 반드시 한지3겹으로 밀봉한다(박하향을 유지하기 위해서 필요).
5. 뚜껑을 덮어서 서늘하고 통풍이 잘되는 곳에 보관하여 1차로 100일간 발효 시킨 다음 내용물을 걸러내고 발효액을 다시 담아 2차로 100일간 발효 시킨 다음 음용한다.

■섭취방법■

효소 발효액은 30℃ 이하의 미온수에 3:7로 희석해서 매일 식사 전에 음용한다.

■효능■

건위, 발한, 진통소염, 신경안정, 구토, 타박상, 지사, 지혈, 결핵, 십이지장 구충제, 위경련, 치통

방아 효소

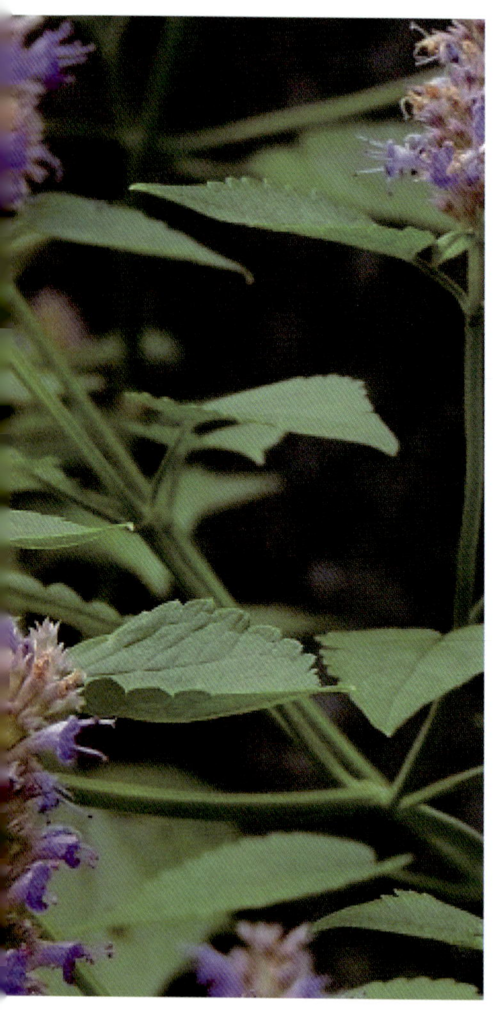

높이 40~100㎝이다. 줄기는 곧게 서고 윗부분에서 가지가 갈라지며 네모진다. 잎은 마주나고 달걀 모양이며 길이 5~10㎝, 나비 3~7㎝이다. 끝이 뾰족하고 밑은 둥글며 길이 1~4㎝의 긴 잎자루가 있으며 가장자리에 둔한 톱니가 있다. 꽃은 입술 모양이며 7~9월에 피고 자줏빛이 돌며 윤산꽃차례輪傘花序에 달리고 향기가 있다. 열매는 분열과로서 납작하고 달걀 모양의 타원형이다. 어린순을 나물로 하고 관상용으로 가꾸기도 한다. 중국에서는 곽향藿香이라 적고 있으며, 우리나라에서는 성숙한 배초향을 곽향이라 하여 약재로 사용한다.

효소 발효방법 1차 100일, 2차 100일

■만드는법■

1. 방아을 채취하여 깨끗이 세척해서 물기를 완전히 빼준 다음 일정한 크기로 잘라준다.
2. 방아와 설탕을 1:1의 비율로 준비하여 잘 섞어준다.
3. 방아를 항아리에 켜켜로 담아가며 사이사이에 설탕을 넣어준다.
4. 방아를 항아리에 모두 담은 다음 위에 설탕을 충분히 덮어준다.
5. 설탕위에 발을 덮고 무거운 돌로 눌러준 다음 항아리 입구를 한지로 밀봉한다.
6. 뚜껑을 덮어서 서늘하고 통풍이 잘되는 곳에 보관하여 100일간 1차 발효한 다음 내용물을 걸러내고 발효액만 다시 담아 100일간 2차 발효시킨다음 음용한다.

■섭취방법■

효소 발효액은 30℃ 이하의 미온수에 3:7로 희석해서 매 식후 100cc정도를 음용한다.

■효능■

소화, 위염, 대장염, 감기, 구토증, 노화방지, 피부질환, 암 예방, 항염, 항균, 해열작용, 항암작용, 인후염, 목감기, 기침, 가래해소

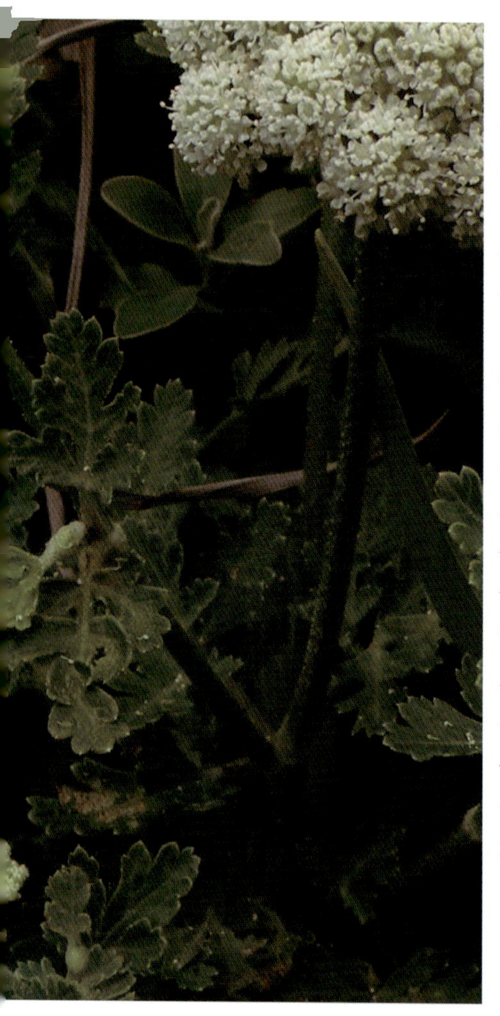

방풍 효소

높이 약 1m이다. 가지가 많이 갈라진다. 종자에서 싹이 난 지 3년 만에 꽃이 피고 진다. 뿌리에서 많은 잎이 나온다. 줄기에 달린 잎은 어긋나며 잎자루는 위쪽으로 갈수록 짧아지고 밑부분은 잎집으로 되고 3회 깃꼴로 갈라진다. 갈라진 조각은 줄 모양이며 끝이 뾰족하고 약간 딱딱하다. 꽃은 7~8월에 흰색으로 피고 줄기와 가지 끝에 복산형꽃차례複傘形花序로 달린다. 작은총포는 바소꼴이며 5~6개이다. 씨방은 하위下位이다. 열매는 분열과로서 납작하고 넓은 타원 모양이며 어릴 때는 돌기가 있다.

효소 발효방법 1차 100일, 2차 100일

■만드는법■

1. 청정지역에서 방풍을 채취하여 물로 깨끗이 씻어 물기를 완전히 제거한다.
2. 방풍과 설탕을 1:1의 비율로 준비하여 잘 섞어준다.
3. 설탕과 섞어논 방풍을 켜켜로 담으며 사이사이 설탕을 넣어가면서 모두 담은 다음 맨위쪽에 설탕을 충분히 덮어 준다.
4. 설탕위에 발을 덮고 무거운 돌로 눌러준 다음 항아리 입구를 한지로 밀봉한다.
5. 뚜껑을 덮어서 서늘하고 통풍이 잘되는 곳에 보관하여 1차로 100일간 발효 시킨 다음 내용물을 걸러내고 발효액만 담아 2차로 100일간 발효 시킨 다음 음용한다.

※ 1차때 걸러낸 방풍잎은 간장을 달여서 부어주면 맛있는 방풍 장아찌로 먹을수 있다.

■섭취방법■

효소 발효액은 30℃ 이하의 미온수에 3:7로 희석해서 매일 식사전 공복에 100cc 정도 음용한다.

■효능■

두통, 중풍, 신경통, 기관지염, 대하증, 결핵, 결핵성 기침, 피부양진, 거담, 진해, 지갈, 경련

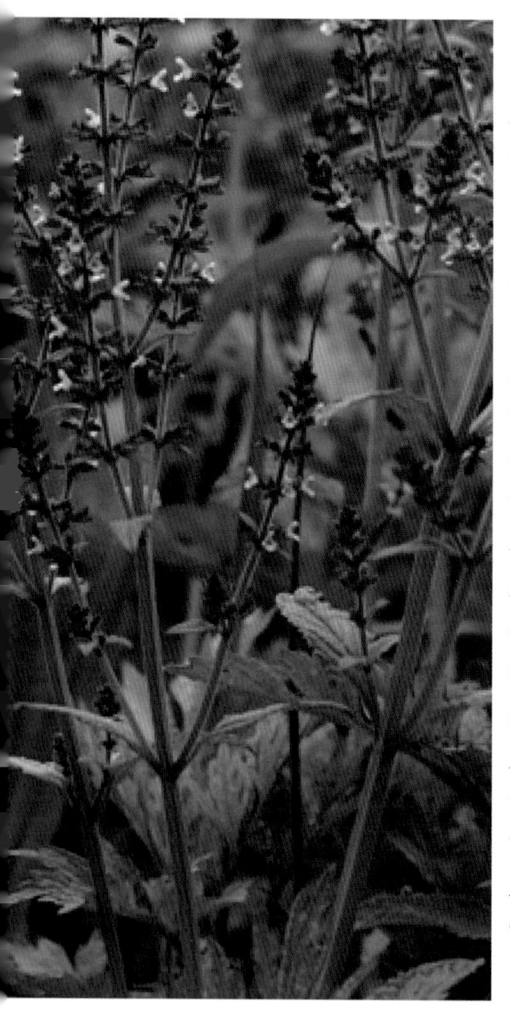

배암차즈기 효소

높이 30~70cm이다. 네모지며 밑을 향한 잔털이 난다. 뿌리에 달린 잎은 방석처럼 퍼져서 겨울을 지내고 꽃이 필 때쯤 스러진다. 줄기에 달린 잎은 마주나고 주름이 많으며 긴 타원형이고 길이 3~6cm, 나비 1~2cm이다. 꽃은 5~7월에 연한 자주색으로 피는데, 길이 4~5mm이고 줄기 윗부분의 잎겨드랑이에 총상꽃차례로 달린다. 꽃차례는 길이 8~10cm이며 짧은 털이 빽빽이 난다. 꽃받침에 털과 선점腺點이 있고 화관花冠은 입술 모양이며 2개의 수술이 있다. 열매는 분열과이며 넓은 타원형이다. 어린 잎을 나물로 먹으며 민간에서는 포기 전체를 약으로 쓴다.

효소 발효방법　1차 100일, 2차 100일

■만드는법■

1. 청정지역에서 배암차즈기를 채취하여 깨끗이 씻어서 물기를 뺀 다음 일정한 크기로 잘라준다.
2. 배암차즈기와 설탕을 1:1의 비율로 준비하여 섞어준다.
3. 준비된 배암차즈기를 항아리에 켜켜히 담고 사이사이 설탕을 깔아가며 모두 담은 다음 맨위쪽에 설탕을 충분히 덮어준다.
4. 설탕위에 발을 덮고 무거운 돌로 눌러준 다음 항아리 입구를 한지로 밀봉한다.
5. 뚜껑을 덮어서 서늘하고 통풍이 잘되는 곳에 보관하여 1차로 100일간 발효 시킨 다음 내용물을 걸러내고 발효액만 담아 2차로 100일간 발효 시킨 다음 음용한다.

■섭취방법■

효소 발효액은 30℃ 이하의 미온수에 3:7로 희석해서 아침 식사전 한번 잠자기 전에 한번씩 음용한다.

■효능■

가래, 감기, 고혈압, 급성유선염, 급성편도선염, 기관지염, 기생충구제, 기침, 생리불순, 실사, 습진, 이뇨, 이질, 천식, 치통, 타박상, 파상풍, 피부염, 해독, 해혈, 뱀에 물렸을때, 화농성 중이염

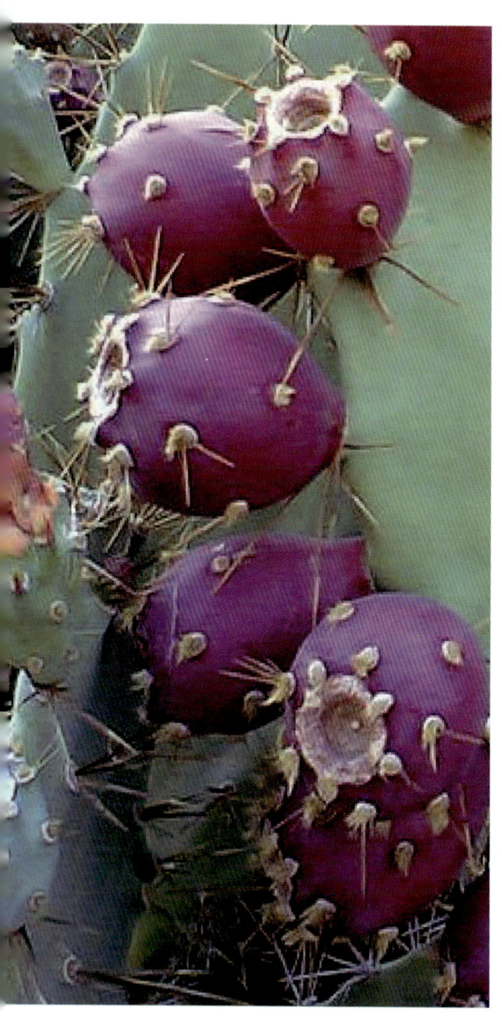

백년초 효소

손바닥선인장이라고도 불리며, 제주도에서 자생하기도 하는데 백년초라고도 한다. 줄기는 일반적인 선인장처럼 다육질로서 몇 군데가 마디처럼 잘록하며 이것을 경절莖節이라고 한다. 경절은 원통 모양, 공 모양, 타원 모양 등 그 모양이 여러 가지이며, 그 모양에 따라 분류하기도 한다. 이 경절에 헛물관이 있으며 표피 가까이에 관다발이 있다. 새순에 달리는 잎은 바늘처럼 생겼으며 육질로서 완전히 자란 다음에 떨어진다. 열매는 특이하게도 그 자체에서 뿌리가 나오고 열매의 윗부분에서는 부채선인장이 자라서 꽃이 핀다. 따라서 번식방법은 열매를 따서 통째로 흙에 심어놓거나 경절을 잘라 말려 땅에 심는 것이다.

효소 발효방법　1차 100일, 2차 100일

■만드는법■

1. 백년초 열매를 채취하여 가시를 제거한다(손질할때는 가시에 찔리지 않도록 주의한다). 손질한 백년초 열매를 반으로 잘라준다.
2. 손질된 백년초 열매와 설탕을 1:1의 비율로 준비하여 잘 썩어준다.
3. 준비된 백년초 열매를 모두 담은 다음 맨위쪽에 설탕을 충분히 덮어준다.
4. 설탕위에 발을 덮고 무거운 돌로 눌러준 다음 항아리 입구를 한지로 밀봉한다.
5. 뚜껑을 덮어서 서늘하고 통풍이 잘되는 곳에 보관하여 1차로 100일간 발효 시킨 다음 내용물을 걸러내고 2차로 100일간 발효 시킨 다음 음용한다.

■섭취방법■

효소 발효액은 30℃ 이하의 미온수에 3:7로 희석해서 매일 식사전 공복에 150cc 정도를 음용한다.

■효능■

해열진정, 기관지천식, 소화불량, 위경련, 변비, 가스통증, 위장병, 비염, 퇴행성관절염, 불면등, 당뇨병, 부종, 고지혈증개선, 고혈압, 노화방지

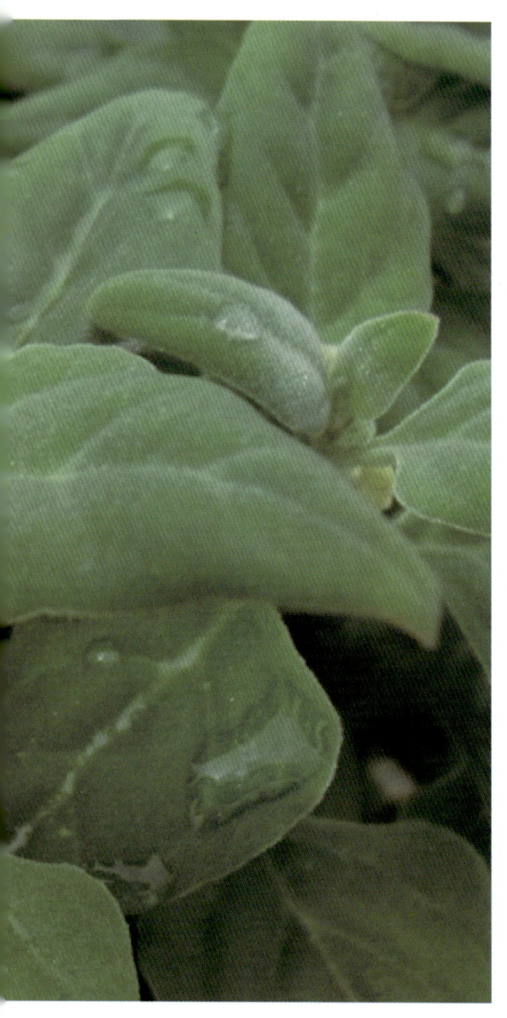

번행초 효소

높이 40~60cm이다. 털은 없으나 사마귀 같은 돌기가 있으며 밑에서 가지가 많이 갈라져 비스듬히 서거나 옆으로 뻗는다. 잎은 어긋나고 달걀 모양 삼각형이며 길이 4~6cm, 나비 3~4.5cm이다. 끝이 둔하고 두꺼우며 잎자루 길이 약 2cm이다. 꽃은 봄부터 가을까지 노란색으로 피고 잎겨드랑이에 1~2개씩 달린다. 꽃받침통은 길이 4~7mm로 자라고 4~5개의 가시 같은 돌기가 있으며 열매가 성숙할 때도 남아 있다. 화피는 겉은 녹색, 안은 노란색이며 넓은 달걀 모양이다. 수술은 9~16개, 암술대는 4~6개이고 노란색 꽃밥이 있다. 열매는 핵과로서 달걀 모양이며 겉에 돌기가 있다. 어린순은 나물로 먹는다.

효소 발효방법 1차 100일, 2차 100일

■만드는법■

1. 채취한 번행초를 잘다듬어서 물로 깨끗이 세척하여 물기를 완전히 제거한다.
2. 번행초와 설탕을 1:1의 비율로 준비하여 잘 섞어준다.
3. 설탕과 썩어진 번행초를 모두 담은 다음 맨위쪽에 설탕을 충분히 덮어준다.
4. 설탕위에 발을 덮고 무거운 돌로 눌러준 다음 항아리 입구를 한지로 밀봉한다.
5. 뚜껑을 덮어서 서늘하고 통풍이 잘되는 곳에 보관하여 1차로 100일간 발효 시킨 다음 발효액만 담아 2차로 100일간 발효 시킨 다음 음용한다.

■섭취방법■

효소 발효액은 30℃ 이하의 미온수에 3:7로 희석해서 매일 식사전 공복에 150㎖ 정도를 음용한다.

■효능■

해독, 위암, 식도암, 자궁암, 자궁경부암, 위장병, 위염, 만성위장병, 위산과다. 위궤양, 장염, 고혈압, 가슴앓이, 빈혈, 식욕부진, 소화불양, 자양강장, 변비

보리수 열매 효소

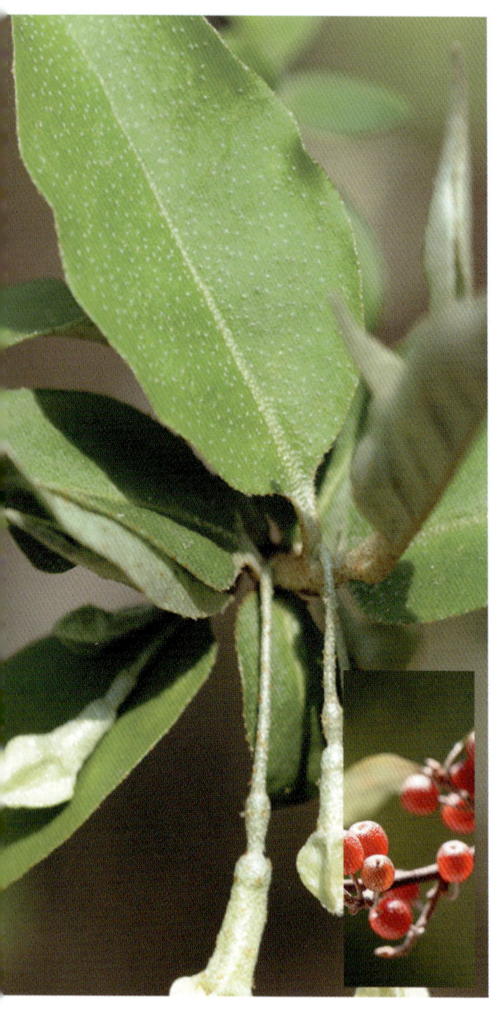

높이 3~4m 정도로 나무껍질은 어두운 회색, 잔가지는 갈색이며 어린 가지는 은백색의 비늘털로 덮여 있다. 가지에는 가시가 있다. 잎은 어긋나고 긴 타원 모양이며 가장자리가 밋밋하고 뒷면에 은백색의 비늘털이 덮인다. 잎자루는 길이 4~10㎜ 정도이다. 5~6월에 잎겨드랑이에서 1~7개의 꽃이 모여 피는데 점점 노란색으로 변한다. 꽃받침통은 끝이 4갈래로 갈라지고 은백색의 비늘털이 덮여 있다. 수술 4개와 암술 1개가 있다. 열매는 10~11월에 적색으로 익으며 먹을 수 있고 비늘털이 남아 있다. 불교에서 이야기하는 '보리수(Ficus 속)'와는 전혀 다른 나무이므로 잘 구분해야 한다.

효소 발효방법 1차 100일, 2차 100일

■만드는법■

1. 보리수열매를 흐르는 물에 깨끗이 씻어서 물기를 완전히 제거한다.
2. 보리수열매를 설탕과 1:1의 비율로 준비하여 잘 섞어준다.
3. 설탕과 썩어준 보리수열매를 모두 담은 다음 맨위에 설탕을 충분히 덮어준다.
4. 설탕위에 발을 덮고 무거운 돌로 눌러준 다음 항아리 입구를 한지로 덮어준다.
5. 뚜껑을 덮어서 서늘하고 통풍이 잘되는 곳에 보관하여 1차로 100일간 발효 시킨 다음 내용물을 걸러내고 발효액만 담아 2차로 100일간 발효 시킨 다음 음용한다.

■섭취방법■

효소 발효액은 30℃ 이하의 미온수에 3:7로 희석해서 매 식전에 적당량을 음용한다.

■효능■

수렴지사작용, 천식, 해수, 소화불량, 골수염, 부종, 생리불순, 치질, 폐결핵, 토혈, 각혈, 자궁출혈, 타박상, 갈증 해소, 지혈

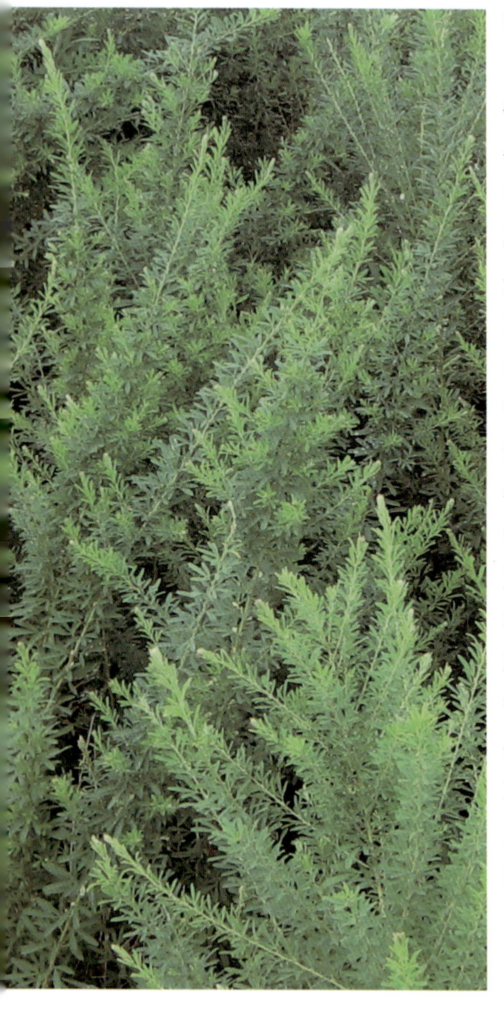

비수리 효소

줄기는 곧게 서고 가늘고 짧은 가지는 능선과 더불어 털이 있다. 높이 50~100㎝까지 자라며 가지가 많다. 잎은 어긋나고 작은잎이 3장씩 나온 겹잎이다. 작은잎은 줄 모양의 거꾸로 세운 듯한 바소꼴이고 뒷면에 털이 있다. 꽃은 8~9월에 피고 잎겨드랑이에 산형傘形으로 달리며 흰색이다. 꽃받침은 밑까지 깊게 5개로 갈라지고 각 갈래조각에 1맥이 있다. 꽃잎은 흰 바탕에 자줏빛 줄이 있고 기판旗瓣 중앙은 자줏빛이다. 10개의 수술 중 아래쪽 9개는 합쳐진다. 꼬투리는 편평한 달걀 모양이고 털과 그물맥이 있으며 1개의 종자가 들어 있다.

효소 발효방법　1차 100일, 2차 100일

■만드는법■

1. 청정지역의 비수리를 채취한다.
2. 비수리를 흐르는 물에 씻어서 물기를 완전히 제거하여 일정한 크기로 잘라 준다.
3. 비수리와 설탕을 1:1의 비율로 준비하야 잘 버므려 준다.
4. 비수리를 모두 담은 다음 맨위에 설탕을 충분하게 덮어 준다.
5. 설탕위에 발을 덮고 무거운 돌로 눌러준 다음 항아리 입구를 한지로 밀봉한다.
6. 뚜껑을 덮어서 서늘하고 통풍이 잘되는 곳에 보관하여 1차로 100일간 발효 시킨 다음 내용물을 걸러 내고 발효액을 담아 2차로 100일간 발효 시킨 다음 음용한다.

■섭취방법■

효소 발효액은 30℃ 이하의 미온수에 3:7로 희석해서 식사후 20분이 경과후 음용한다.

■효능■

신경쇠약, 설사, 위염, 당뇨병, 기침, 가래, 천식, 시력감퇴, 결막염, 급성유선염, 강정, 간신보양

비파 효소

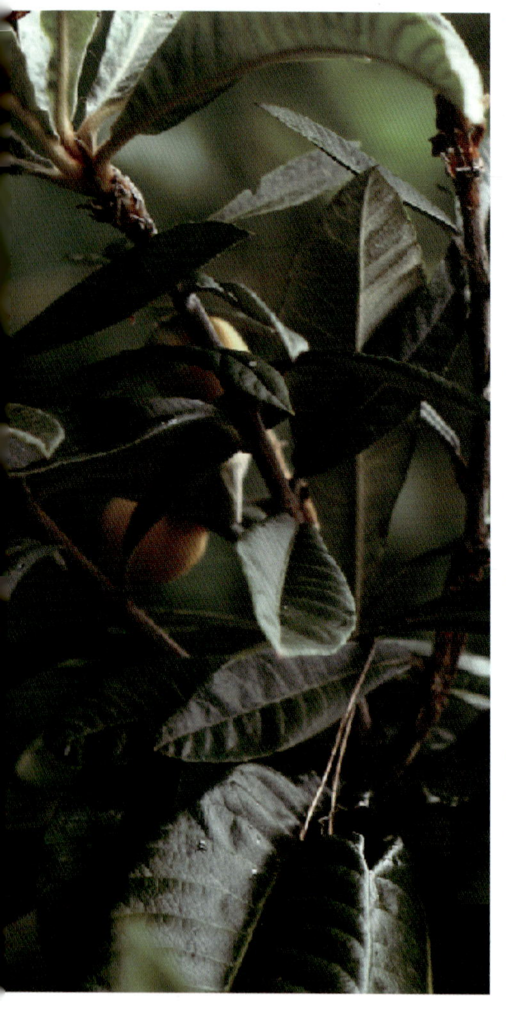

높이는 10m에 이른다. 가지가 굵고 잎 뒷면과 더불어 연한 노란빛을 띤 갈색 털이 빽빽이 난다. 잎은 어긋나고 거꾸로 세운 듯한 넓은 바소꼴이며 가장자리에 이 모양 톱니가 있고 잎자루는 1㎝ 정도이다. 잎 표면는 털이 없고 윤기가 난다. 꽃은 10~11월에 흰색으로 피고 원추꽃차례는 가지 끝에 달리며 연한 갈색 털이 빽빽이 난다. 꽃받침조각과 꽃잎은 각각 5개씩이다. 열매는 구형 또는 타원형으로, 지름 3~4㎝이고 다음해 6월에 노란색으로 익는다. 열매는 식용 또는 통조림으로 한다. 과수 및 관상수로 재배한다.

효소 발효방법　1차 100일, 2차 100일

■만드는법■

1. 물로 깨끗이 씻어서 물기를 완전히 빼준다.
2. 비파와 설탕을 1:1의 비율로 준비하여 잘 섞어준다.
3. 설탕과 썩어진 비파를 항아리에 모두 담은 다음 맨위에 설탕을 충분히 덮어준다.
4. 설탕위에 발을 덮고 무거운 돌로 눌러준 다음 항아리 입구를 한지로 밀봉한다.
5. 뚜껑을 덮어서 서늘하고 통풍이 잘되는 곳에 보관하여 1차로 100일간 발효 시킨 다음 내용물을 걸러내고 발효액만 담아 2차로 100일간 발효 시켜 음용한다.

■섭취방법■

효소 발효액은 30℃ 이하의 미온수에 3:7로 희석해서 매 식전 150㎖정도를 음용한다,

■효능■

항암, 세포재생, 간해독, 혈관정화, 해수토혈, 소갈증, 구토

뽕잎 효소

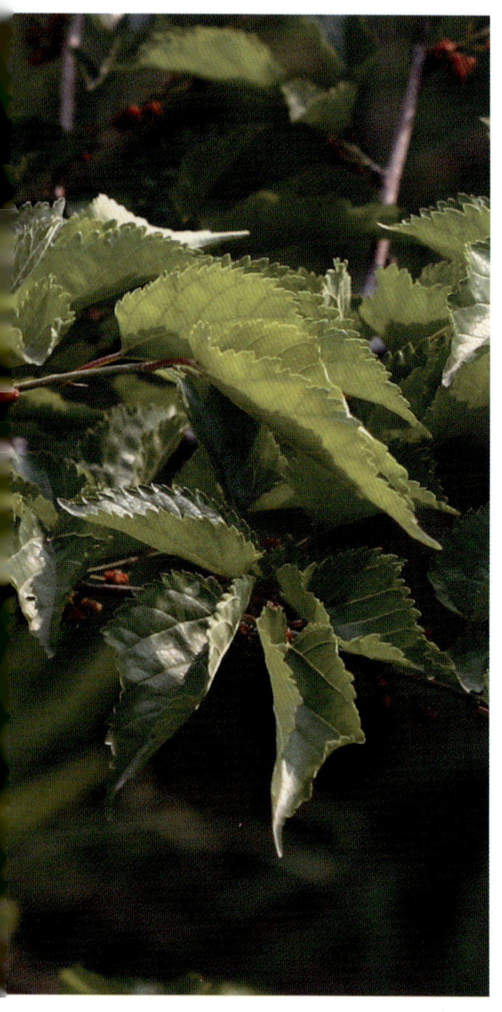

작은 가지는 회색빛을 띤 갈색 또는 회색빛을 띤 흰색이고 잔 털이 있으나 점차 없어진다. 잎은 달걀 모양 원형 또는 긴 타원 모양 원형이며 3~5개로 갈라지고 길이 10㎝로서, 가장자리에 둔한 톱니가 있으며 끝이 뾰족하다. 잎자루와 더불어 뒷면 맥 위에 잔 털이 있다. 꽃은 2가화(二家花)로 6월에 피는데, 수꽃이삭은 새가지 밑부분 잎겨드랑이에서 처지는 미상꽃차례에 달리고 암꽃이삭은 길이 5~10㎜이다. 암술대는 거의 없고 암술머리는 2개이다. 씨방은 털이 없고 열매는 6월에 검은색으로 익는다.

효소 발효방법　1차 100일, 2차 100일

■만드는법■

1. 청정지역에서 뽕잎을 채취하여 물로 깨끗이 씻어서 물기를 완전히 빼준다.
2. 뽕잎과 설탕을 1:1의 비율로 준비하여 잘 섞어준다.
3. 잘 썩어진 뽕잎을 모두 담은 다음 맨위쪽에 설탕을 충분히 덮어준다.
4. 설탕위에 발을 덮고 무거운 돌로 눌러준 다음 항아리 입구를 한지로 밀봉한다.
5. 뚜껑을 덮어서 서늘하고 통풍이 잘되는 곳에 보관하여 1차로 100일간 발효 시킨 다음 내용물을 걸러내고 발효액만 담아 2차로 100일간 발효 시킨 다음 음용한다.

■섭취방법■

효소 발효액은 30℃ 이하의 미온수에 3:7로 희석해서 매일 식사전 150cc 정도를 음용한다.

■효능■

지혈, 해열, 혈당량 감소작용, 강압작용, 이뇨, 결막염, 고혈압압

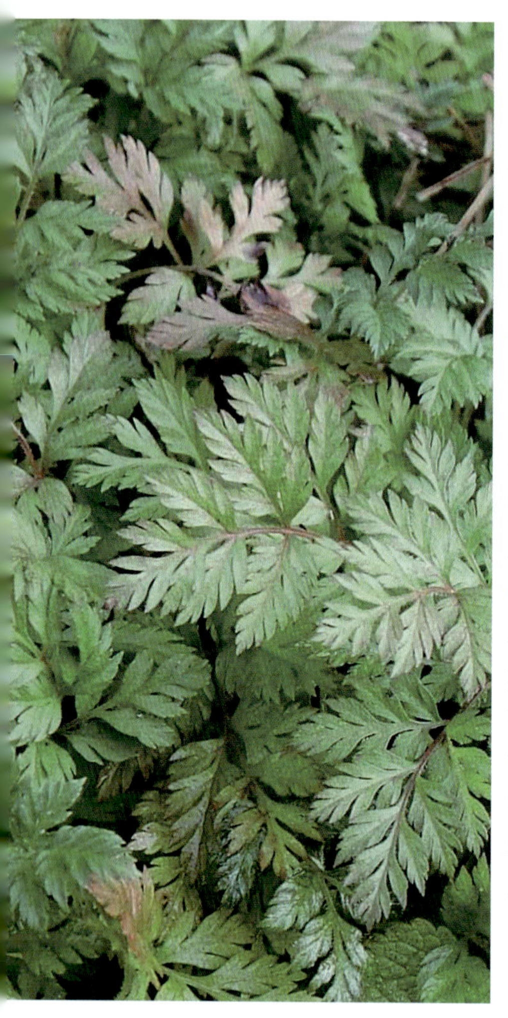

사상자 효소

높이 30~70cm이다. 전체에 눈털이 나며 줄기는 곧게 선다. 잎은 어긋나고 3장의 작은잎이 나온 잎이 2회 깃꼴로 갈라지며 길이 5~10cm이다. 끝이 뾰족하고 잎자루의 밑부분은 잎집처럼 원줄기를 감싼다. 작은잎은 달걀 모양 바소꼴이고 뾰족한 톱니가 있다. 꽃은 6~8월에 흰색으로 피고 가지와 줄기 끝에 복산형꽃차례複傘形花序로 달린다. 소산경小傘梗은 5~9개이며 길이 1~3cm로서 각 6~20개의 꽃이 달린다. 열매는 분열과로서 달걀 모양이며 길이 2.5~4mm이다. 4~10개씩 달리고 짧은 가시 같은 털이 있어, 다른 물체에 잘 붙는다.

효소 발효방법 1차 100일, 2차 100일

■만드는법■

1. 사상자를 채취하여 물로 깨끗이 씻어서 물기를 완전히 빼준 다음 사상자를 일정한 크기로 잘라준다.
2. 사상자와 설탕을 1:1의 비율로 준비하여 잘 버므린 다음 사상자를 항아리에 한켜씩 켜켜로 담아준다.
3. 사상자를 모두 담은 다음 맨위에 사상자가 보이지 않을 정도로 설탕을 충분히 덮어준다.
4. 설탕위에 발을 덮고 무거운 돌로 눌러준 다음 항아리 입구를 한지로 밀봉한다.
5. 뚜껑을 덮어서 서늘하고 통풍이 잘드는 곳에 보관하고 1차로 100일간 발효 시킨 다음 내용물을 걸러내고 발효액만을 다시 담아 2차로 100일간 숙성을 시킨 다음 음용한다.

■섭취방법■

효소 발효액은 30℃ 이하의 미온수에 3:7로 희석해서 매일 식후에 음용한다.

■효능■

여자의 음부수양, 자궁한냉으로 인한 불임증, 자양강장, 트리코모나스성 질염에 의한 심한 가려움증, 피부소양, 피부습진, 알레르기성 피부염, 진물, 통풍, 류마티스

산딸기 효소

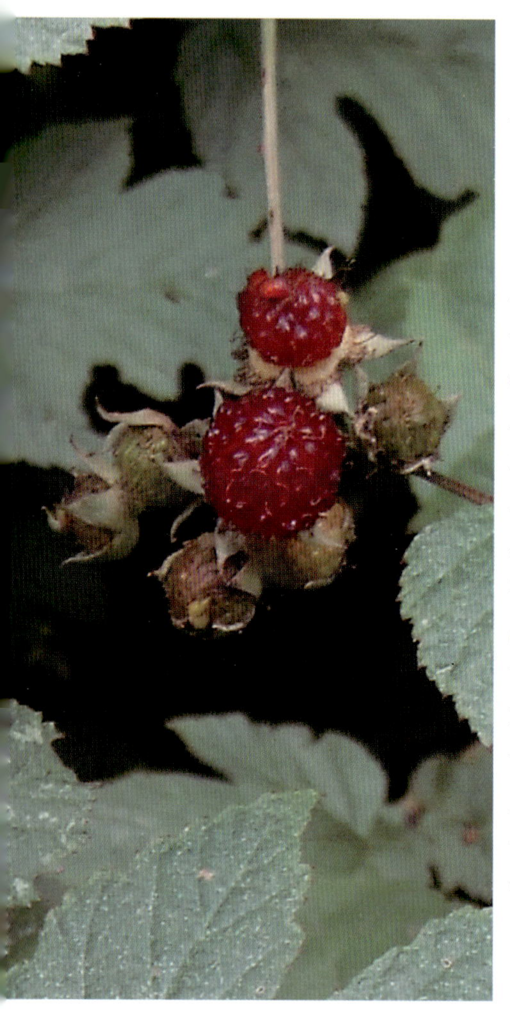

높이 약 2m이다. 뿌리가 길게 옆으로 뻗고, 밑에서 싹이 돋아 커다란 군집으로 발달하며, 줄기 전체에 가시가 드문드문 난다. 잎은 어긋나고 넓은 달걀 모양이며 길이 4~10cm, 너비 3.5~8cm이다. 끝은 뾰족하고 밑은 심장 모양이며 가장자리가 3~5개로 갈라지지만, 열매가 달리는 가지에서는 갈라지지 않거나 3개로 갈라진다. 잎자루는 길이 2~5cm이고 뒷면에 잔 가시가 난다. 꽃은 6월에 흰색으로 피고 가지 끝에 산방꽃차례로 달린다. 열매는 집합과로서 둥글고 7~8월에 짙은 붉은빛으로 익는다. 열매는 식용하거나 약으로 쓴다.

효소 발효방법 1차 100일, 2차 100일

■만드는법■

1. 산딸기를 채취하여 물에 세척하여 물기를 완전히 빼준다.
2. 산딸기와 설탕을 1:1의 비율로 준비하여 잘 섞어준다.
3. 설탕과 섞어진 산딸기를 항아리에 켜켜로 넣어고 사이사에 설탕을 깔아가며 항아리에 담아준다. 모두 담은 다음 맨위쪽에 설탕을 충분히 덮어 준다.
4. 설탕위에 발을 덮고 무거운 돌로 눌러준 다음 항아리 입구를 한지로 밀봉한다.
5. 뚜껑을 덮어서 서늘하고 통풍이 잘되는 곳에 보관하여 1차로 100일간 발효 시킨 다음 내용물을 걸러내고 발효액만 담아 2차로 100일간 발효 시킨 다음 음용한다.

■섭취방법■

효소 발효액은 30℃ 이하의 미온수에 3:7로 희석해서 공복에 음용한다.

■효능■

구내염, 인후염, 종기, 디프테리아, 습진, 화상, 유방염, 타박상, 위암, 자궁경부암, 비암, 인후암, 복수암, 흉선암, 화상, 해수, 백일해, 코피, 급성충수염, 복막염, 이질

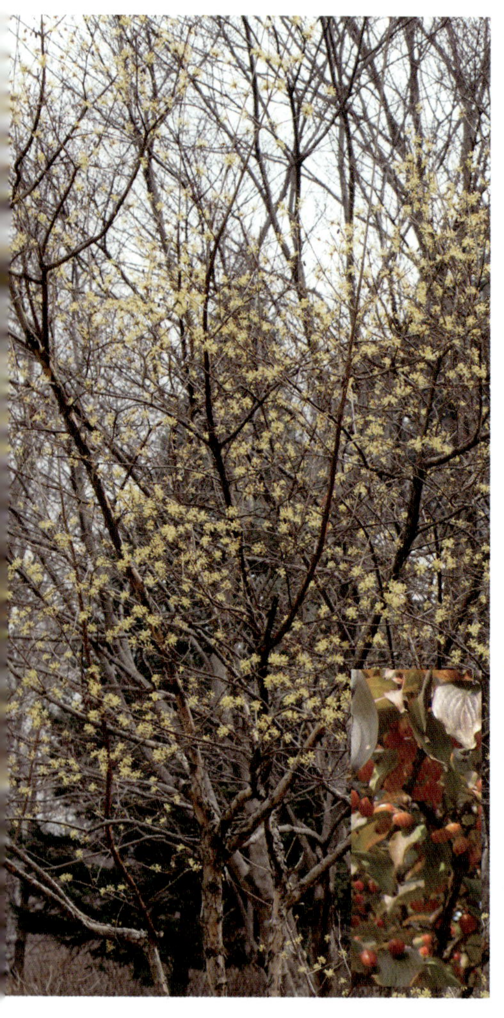

산수유 효소

층층나무과의 낙엽교목인 산수유나무의 열매이다. 타원형의 핵과核果로서 처음에는 녹색이었다가 8~10월에 붉게 익는다. 종자는 긴 타원형이며, 능선이 있다. 약간의 단맛과 함께 떫고 강한 신맛이 난다. 10월 중순의 상강霜降 이후에 수확하는데, 육질과 씨앗을 분리하여 육질은 술과 차 및 한약의 재료로 사용한다. 과육果肉에는 코르닌·모로니사이드·로가닌·타닌·사포닌 등의 배당체와 포도주산·사과산·주석산 등의 유기산이 함유되어 있고, 그밖에 비타민 A와 다량의 당糖도 포함되어 있다. 종자에는 팔미틴산·올레인산·리놀산 등이 함유되어 있다. 예로부터 한방에서는 과육을 약용하였다.

효소 발효방법 1차 100일, 2차 100일

■만드는법■

1. 산수유 열매를 말렸다가 물에 담가 불린다음 씨를 빼서 말린다.
2. 말린 산수유를 설탕과 1:1의 비율로 준비하여 잘 섞어 준다.
3. 준비된 산수유를 모두 담은 다음 맨위쪽에 설탕을 충분히 덮어준다.
4. 설탕위에 발을 덮고 무거운 돌로 눌러준 다음 항아리 입구를 한지로 밀봉한다.
5. 뚜껑을 덮어서 서늘하고 통풍이 잘되는 곳에 보관하여 1차로 100일간 발효시킨 다음 내용물을 걸러내고 발효액만 담아 2차로 100일간 발효 시킨 다음 음용한다.

■섭취방법■

효소 발효액은 30℃ 이하의 미온수에 3:7로 희석해서 매일 식사전 공복에 음용한다.

■효능■

신장기능 강화, 콩팥강화, 생리통, 생리과다, 요실금, 정력강화, 어린아이들의 야뇨증, 시력향상, 감기, 두통, 이명, 해열

산초나무 효소

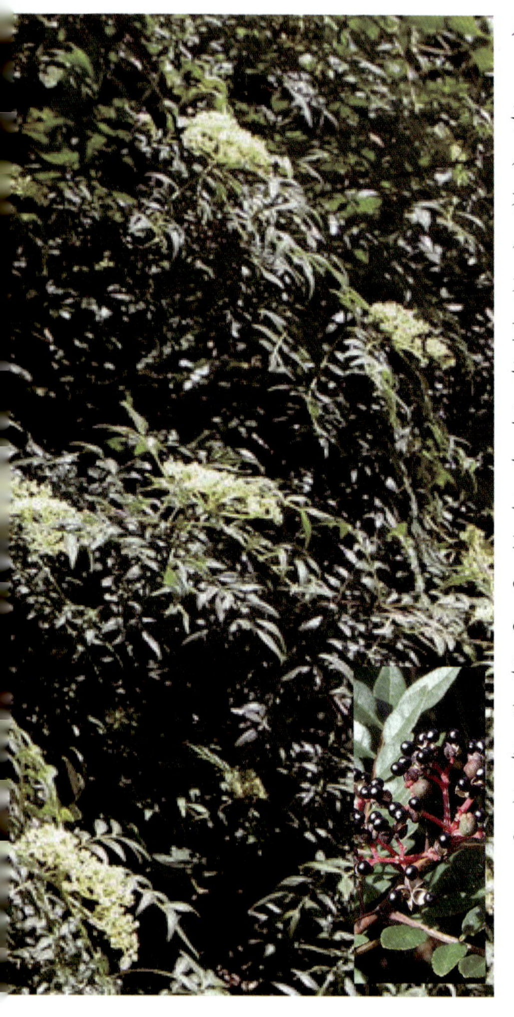

높이는 3m이고, 잔가지는 가시가 있으며 붉은빛이 도는 갈색이다. 잎은 어긋나고 13~21개의 작은잎으로 구성된 깃꼴겹잎이다. 작은잎은 길이 1~5㎝의 넓은 바소꼴이며 양 끝이 좁고 가장자리에 물결 모양의 톱니와 더불어 투명한 유점油點이 있다. 꽃은 암수딴그루이고 8~9월에 흰색으로 피며 가지 끝에 산방꽃차례를 이루며 달린다. 열매는 삭과이고 둥글며 길이가 4㎜이고 녹색을 띤 갈색이며 다 익으면 3개로 갈라져서 검은 색의 종자가 나온다. 열매는 익기 전에 따서 식용으로 하고, 다 익은 종자에서 기름을 짠다.

효소 발효방법　　1차 1년, 2차 1년

■만드는법■

1. 산초나무의 잎과 열매를 채취하여 깨끗하게 씻어 물기를 빼어 준비한다.
2. 산초나무 잎과 열매를 3kg 담글때 설탕 5kg을 준비하여 이중 설탕 3kg을 5ℓ 의 물로 설탕시럽으로 만들어 준비한다.
3. 항아리에 산초나무 잎과 열매를 눌리지 않게 살살 펴가며 담아준다. 완전히 식힌 설탕시럽 5ℓ 를 항아리에 부어준다. 설탕시럽을 부은 항아리에 남은 설탕 2kg을 내용물이 보이지 않을 정도로 충분히 덮어준다.
4. 설탕위에 발을 덮어서 무거운 돌로 눌러주고 항아리 입구를 한지로 밀봉한다.
5. 뚜껑을 덮어서 서늘하고 통풍이 잘되는 곳에 보관하고 1차로 1년간 발효 시킨 다음 내용물을 걸러서 발효액만을 담아 2차로 1년간 숙성을 거친 다음 음용한다.

■섭취방법■

효소 발효액은 30℃ 이하의 미온수에 3:7로 희석해서 매일 아침 공복에 음용한다.

■효능■

건위, 정장, 구충, 해독, 소화불량, 식체, 구토, 이질, 설사, 기침, 회충구제

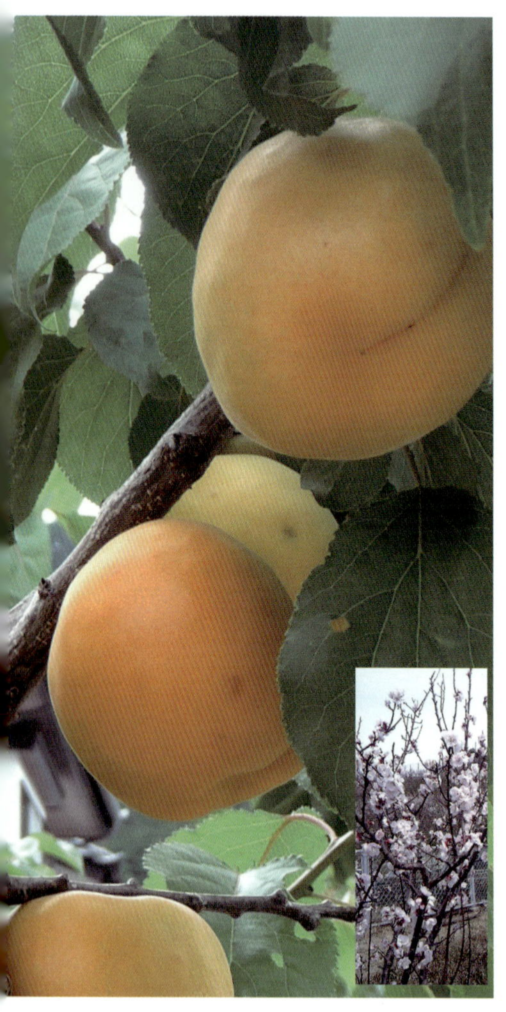

살구 효소

높이는 5m에 달하고, 나무 껍질은 붉은빛이 돌며 어린 가지는 갈색을 띤 자주색이다. 잎은 어긋나고 길이 6~8cm의 넓은 타원 모양 또는 넓은 달걀 모양이며 털이 없고 가장자리에 불규칙한 톱니가 있다. 꽃은 4월에 잎보다 먼저 피고 연한 붉은 색이며 지난해 가지에 달리고 꽃자루가 거의 없으며 지름이 25~35mm이다. 꽃받침조각은 5개이고 뒤로 젖혀지며, 꽃잎은 5개이고 둥근 모양이다. 수술은 많으며 암술은 1개이다. 열매는 핵과이고 둥글며 털이 많고 지름이 3cm이며 7월에 황색 또는 황색을 띤 붉은 색으로 익는다. 열매에는 비타민A와 천연당류가 풍부하다. 또한 말린 열매에서는 철분을 섭취할 수 있다.

효소 발효방법 　1차 100일, 2차 1년

■만드는법■

1. 살구를 물에 씻어 물기를 완전히 제거하고 씨를 빼서 준비한다.
2. 살구는 수액이 많으므로 살구와 설탕의 비율을 0.8:1 로 준비하여 잘버므려 준다.
3. 살구를 다 담고 맨위에 설탕을 충분히 덮어준다.
4. 설탕위에 발을 덮고 무거운 돌로 눌러준 다음 항아리 입구를 한지로 밀봉한다.
5. 뚜껑을 덮어서 서늘하고 통풍이 잘되는 곳에 보관하여 1차로 100일간 발효 시킨 다음 내용물을 걸러내고 발효액을 다시 담아 2차로 1년간 발효 시킨 다음 음용한다.

■섭취방법■

발효액은 30℃ 이하의 미온수에 3:7로 희석해서 아침 공복에 음용한다.

■효능■

기관지염, 기관지 천식, 기관지 확장증, 변비 개선, 진통 작용, 기미제거, 항암작용, 피로회복, 변비, 설사, 부종, 면역력 강화

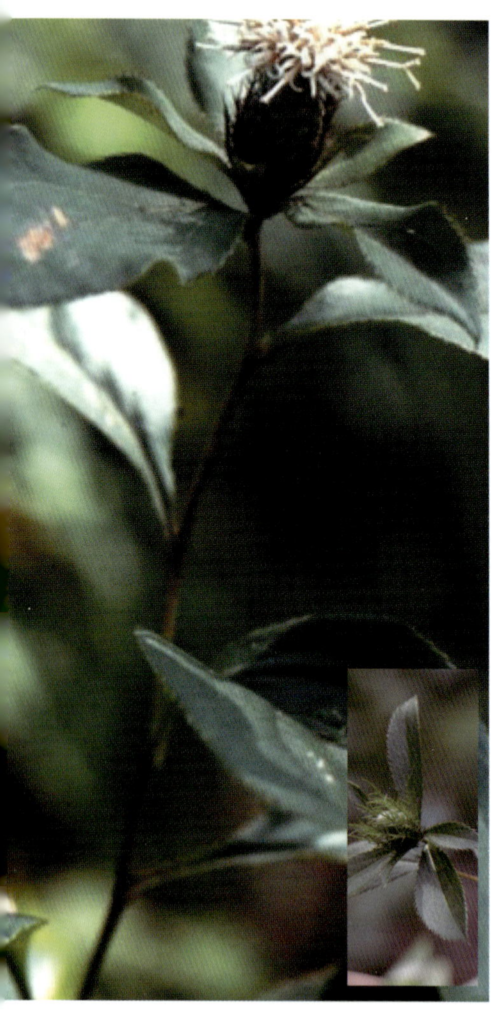

삽주 효소

줄기는 곧게 서고 윗부분에서 가지가 몇 개 갈라지며 높이가 30~100㎝이다. 뿌리에서 나온 잎은 꽃이 필 때 말라 없어진다. 줄기에 달린 잎은 어긋나고, 줄기 밑 부분에 달린 잎은 깊게 깃꼴로 갈라지며, 갈라진 조각은 3~5개이고 타원 모양 또는 달걀을 거꾸로 세운 모양의 긴 타원형이며 표면에 윤기가 있고 뒷면에 흰빛이 돌며 가장자리에 가시 같은 톱니가 있고 잎자루의 길이가 3~8㎝이다. 줄기 윗부분에 달린 잎은 갈라지지 않고 잎자루가 거의 없다. 꽃은 암수딴그루이고 7~10월에 흰색으로 피며 줄기와 가지 끝에 두상화頭狀花가 1개씩 달린다. 열매는 수과이고 털이 있으며 길이 8~9㎜의 갈색 관모가 있다.

효소 발효방법　1차 100일, 2차 100일

■만드는법■

1. 청정지역의 삽주 싹을 채취하여 물로 깨끗이 씻어 물기를 빼준다.

2. 삽주 싹을 일정한 크기로 잘사서 설탕과 1:1의 비율로 준비하여 잘 섞어 준다.

3. 준비된 삽주 싹을 모두 다음 맨위쪽에 설탕을 충분히 덮어준다.

4. 설탕위에 발을 덮고 무거운 돌로 눌러준 다음 항아리 입구를 한지로 밀봉한다.

5. 뚜껑을 덮어서 서늘하고 통풍이 잘되는 곳에 보관하여 1차로 100일간 발효 시킨 다음 내용물을 걸러내고 발효액만 담아 2차로 100일간 발효 시킨 다음 음용한다.

■섭취방법■

효소 발효액은 30℃ 이하의 미온수에 3:7로 희석해서 매일 식사전 공복에 음용한다.

■효능■

당뇨병, 폐결핵, 류머티즘, 통풍, 관절통, 근육통, 식욕부진, 권태, 구토, 어혈, 현기증, 이뇨, 사지무력, 말라리아, 야맹증, 시력증대

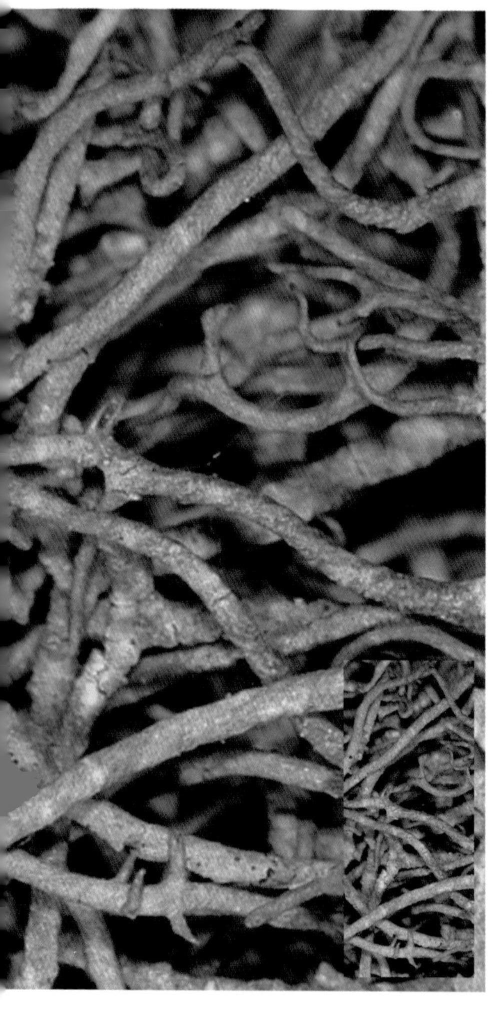

소나무겨우살이 효소

송라松蘿 라고도 한다. 안개가 잘 끼는 고산지역의 소나무 줄기와 가지에 붙어 실처럼 주렁주렁 달린다. 가늘고 긴 실 모양이며 노랗거나 흰빛이 도는 연한 녹색을 띤다. 밑동은 약간 두껍고 줄기가 길게 늘어지며 가느다란 가지가 2갈래씩 드문드문 갈라져 나온다. 끝가지는 짧고 숙주 나무 줄기 위를 기듯이 붙으며 가지 위에 자라는 것은 아래로 늘어진다. 줄기와 가지에 1~2mm 간격으로 굵고 허연 마디가 촘촘히 있으며 속은 비어 있다. 무성해지면 숙주 나무의 숨쉬기를 막고 습한 환경이 지속되어 나무가 죽기도 한다. 포자는 포자 주머니에 8개씩 들어 있으며 무색을 띤다.

효소 발효방법　1차 1년, 2차 1년

■만드는법■

1. 소나무 겨우살이를 채취하여 깨끗이 씻어서 물기를 완전히 제거한다.
2. 소나무 겨우살이와 설탕을 1:1의 비율로 준비하여준다. 이때 설탕의 80%를 설탕시럽으로 만들어 준비한다. 설탕시럽은 설탕1kg과 물1.5ℓ 를 잘 저어서 준비한다..
3. 항아리에 소나무 겨우살이를 담고 설탕시럽을 부어준 다음 맨위쪽에 설탕을 충분히 덮어준다.
4. 설탕위에 발을 덮고 무거운 돌로 눌러준 다음 항아리 입구를 한지로 밀봉한다.
5. 뚜껑을 덮어서 서늘하고 통풍이 잘되는 곳에 1차로 1년간 발효 시킨 다음 내용물을 걸러내고 발효액만 담아 2차로 1년간 발효 시킨 다음 음용한다.

■섭취방법■

효소 발효액은 30℃ 이하의 미온수에 3:7로 희석해서 매일 아침 공복에 음용한다.

■효능■

해열, 해독, 진해, 거담, 타박상, 무솜, 습진, 피부병, 두통, 임파선종, 유선염, 고혈압, 폐결핵, 만성기관지염, 불면증,이뇨제, 항암작용, 항균작용, 살균작용

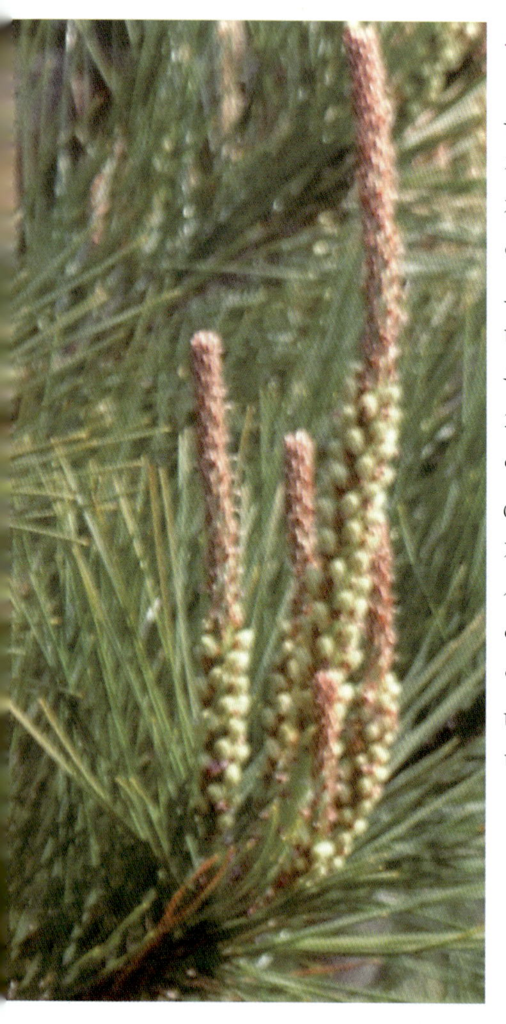

소나무 순 효소

줄기는 높이 35m, 지름 1.8m 정도이며 수피는 붉은빛을 띤 갈색이나 밑부분은 검은 갈색이다. 바늘잎은 2개씩 뭉쳐나고 길이 8~9m, 너비 1.5㎜이다. 2년이 지나면 밑부분의 바늘잎이 떨어진다. 꽃은 5월에 피고 수꽃은 새가지의 밑부분에 달리며 노란색으로 길이 1㎝의 타원형이다. 암꽃은 새가지의 끝부분에 달리며 자주색이고 길이 6㎜의 달걀 모양이다. 열매는 달걀 모양으로 열매조각은 70~100개이고 다음해 9~10월에 노란빛을 띤 갈색으로 익는다.

효소 발효방법　　1차 1년, 2차 6개월

■만드는법■

1. 청정지역에서 송화가 피기전 조선 소나무의 순을 채취한다.
2. 채취한 소나무의 순을 물에 2시간 정도 담사서 이물질을 제거한뒤 물기를 완전히 빠지도록 한다.
3. 소나무 순과 설탕을 1:1의 비율로 준비하여 잘 섞어준 다음 준비된 소나무 순을 모두 담은 다음 맨위쪽에 설탕을 충분히 덮어준다.
4. 설탕위에 발을 덮고 무거운 돌로 눌러준 다음 항아리 입구를 한지로 밀봉한다.
5. 뚜껑을 덮어서 서늘하고 통풍이 잘되는 곳에 보관하여 1차로 1년간 발효 시킨 다음 내용물을 걸러내고 발효액만 담아 2차로 6개월간 발효 시킨 다음 음용한다.

■섭취방법■

효소 발효액은 30℃ 이하의 미온수에 3:7로 희석해서 매일 식사전 공복에 음용한다.

■효능■

타박상, 신경쇠약, 비타민C 결핍, 야맹증, 영양성수종, 유행성뇌막염, 위궤양, 십이지장궤양, 기침, 설사, 이질, 만성변비

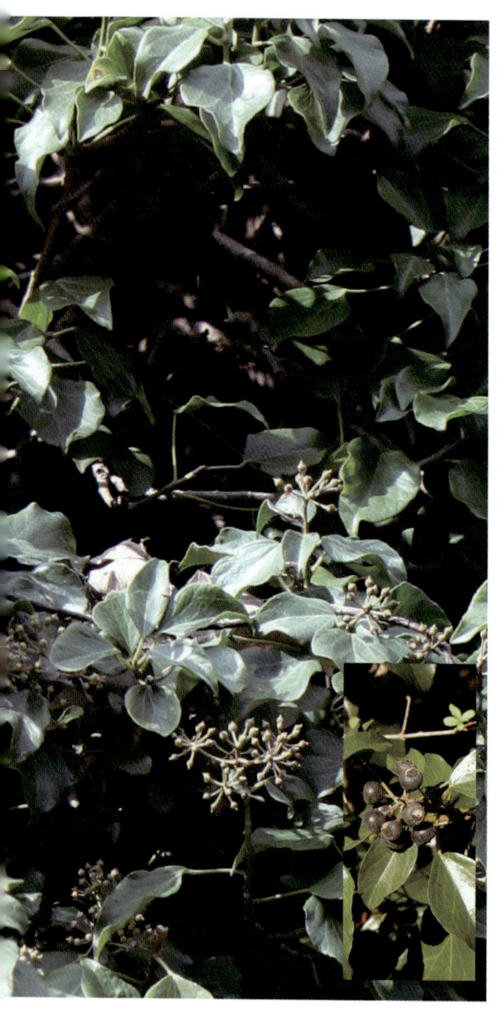

송악열매 효소

길이 10m 이상 자라고 가지와 원줄기에서 기근이 자라면서 다른 물체에 붙어 올라간다. 어린 가지, 잎, 꽃차례에 털이 있으나 자라면서 사라진다. 잎은 어긋나는데, 어린 가지에 달린 잎은 3~5개로 갈라지지만 늙은나무의 잎은 달걀 모양 또는 사각형이며 윤기가 나는 녹색이다. 꽃은 10~11월에 양성화로 피고 녹색빛을 띤 노란색이며 산형꽃차례에 많은 꽃이 모여 달린다. 열매는 핵과는 둥글고 다음해 봄에 검게 익는다. 남쪽 지방에서는 소가 잘 먹는다고 소밥나무라고도 한다. 잎과 열매가 아름답고 다양한 모양을 만들 수 있어 지피식물로 심는다. 줄기와 잎은 상춘등常春藤이라 하여 고혈압과 지혈작용에 사용한다.

효소 발효방법　　1차 1년, 2차 1년

■만드는법■

1. 송악의 열매인 상춘등자를 채취하여 잎을 떼어내고 물로 깨끗이 씻어서 물기를 완전히 제거한다.
2. 상춘등자와 설탕을 1:1의 비율로 준비하여 잘 섞어준다.
3. 준비된 상춘등자를 항아리에 모두 담은 다음 맨위쪽에 설탕을 충분히 덮어준다.
4. 설탕위에 발을 덮고 무거운 돌로 눌러준 다음 항아리 입구를 한지로 밀봉한다.
5. 뚜껑을 덮고 서늘하고 통풍이 잘되는 곳에 보관하여 1차로 1년간 발효 시킨 다음 내용물을 걸러내고 발효액만 담아 2차로 1년간 발효 시킨 다음 음용한다.

■섭취방법■

효소 발효액은 30℃ 이하의 미온수에 3:7로 희석해서 매일 아침 공복에 음용한다.

■효능■

거풍, 소종, 풍습성 관절염, 안면신성마비, 간염, 황딜, 종기, 요통, 고혈압, 진정작용, 피부진균억제작용, 배농, 소염, 피부재생촉진

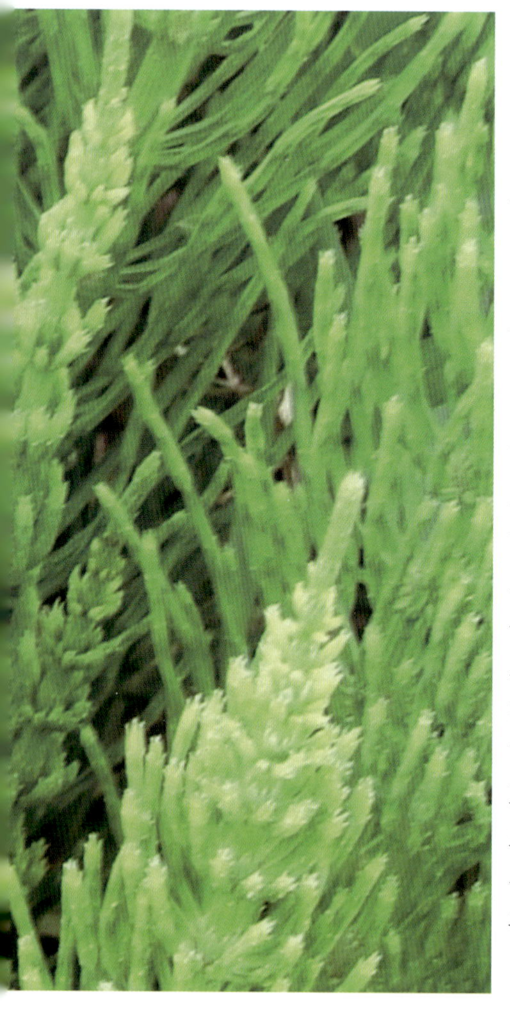

쇠뜨기 효소

땅속줄기가 길게 뻗으면서 번식한다. 이른봄에 자라는 것은 생식줄기生殖莖인데, 그 끝에 포자낭수胞子囊穗가 달린다. 가지가 없고 마디에 비늘 같은 연한 갈색잎이 돌려난다. 영양줄기는 생식줄기가 스러질 무렵에 자라는데, 곧게 서며 높이 30~40㎝로 녹색이고 마디와 능선이 있으며, 마디에 비늘 같은 잎이 돌려나고 가지가 갈라진다. 자낭수는 타원 모양인데 육각형의 포자엽이 밀착하여 거북의 등처럼 되며, 안쪽에는 각각 7개 내외의 포자낭이 달린다. 쇠뜨기란 소가 뜯는다는 뜻으로, 역시 소가 잘 먹는다. 생식줄기는 식용하며, 영양줄기는 이뇨제로 쓴다.

효소 발효방법　1차 100일, 2차 100일

■만드는법■

1. 다자란 쇠뜨기를 채취하여 물로 깨끗이 세척하여 물기를 완전히 빼준다. 일정크기로 잘라서 설탕과 1:1의 비율로 준비하여 잘 버므려 준다.
2. 버므린 쇠뜨기를 모두 담은 다음 맨위에 설탕을 충분히 덮어 준다.
3. 설탕위에 발을 덮고 무거운 돌로 눌러준 다음 항아리 입구를 한지로 밀봉한다.
4. 뚜껑을 덮어서 서늘하고 통풍이 잘되는 곳에 보관하여 1차로 100일간 발효 시킨 다음 내용물을 걸러내고 발효액만 담아 2차로 100일간 발효 시킨 다음 음용한다.

■섭취방법■

효소 발효액은 30℃ 이하의 미온수에 3:7로 희석해서 매 식후 음용한다.

■효능■

간장병, 간염, 신장병, 담석증, 방광염, 요로결석, 전립선비대증, 당뇨병, 고혈압, 동맥경화, 각종 암, 갑상선, 위궤양, 기관지천식, 백내장, 피부병, 관절염, 류머티스 신경통, 폐결핵, 구내염, 축농증, 빈혈, 치질, 자궁출혈, 무좀, 습진, 비등, 어린이야뇨증, 지혈, 소염, 해열

쇠비름 효소

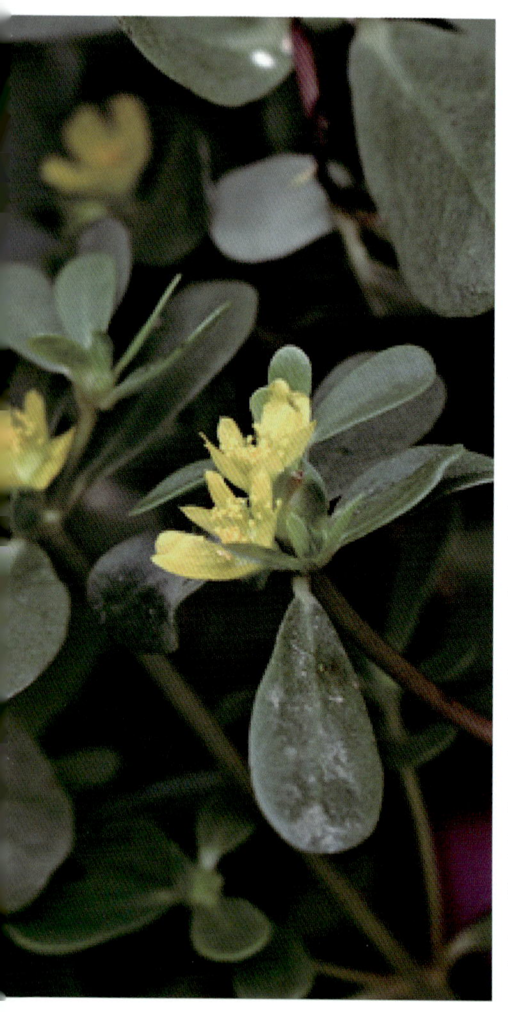

오행초五行草 · 마치채馬齒菜 · 산산채酸酸菜 · 장명채長命菜 · 돼지풀 · 도둑풀 · 말비름이라고도 한다. 높이가 30㎝에 달한다. 전체에 털은 없으나 육질이고 뿌리는 흰색이며 줄기는 붉은빛이 도는 갈색으로서 많은 가지가 비스듬히 옆으로 퍼진다. 잎은 어긋나거나 마주나는데 가지 끝에서는 돌려난 것같이 보인다. 모양은 달걀을 거꾸로 세운 듯한 모양이고 가장자리는 밋밋하다. 꽃은 양성화이고 6월부터 가을까지 계속 피며 노란색이다. 꽃받침조각은 2개, 꽃잎은 5개, 수술은 7~12개, 암술은 1개이다. 열매는 타원형으로 8월에 익으며 가운데가 옆으로 갈라져서 종자가 나오는데, 서양에서는 그 연한 부분을 샐러드로 이용한다.

효소 발효방법 1차 100일, 2차 100일

■만드는법■

1. 청정한 지역의 쇠비름을 채취한다(밭근처의 쇠비름은 농약이 묻을수 있으므로 피한다).
2. 물로 뿌리까지 깨끗하게 세척한 다음 물기를 완전히 제거하고 5㎝정도의 크기로 잘라준다.
3. 설탕과 쇠비름을 1:1의 비율로 준비하여 잘 섞어준다.
4. 설탕과 썩어진 쇠비름을 모두 담은 다음 맨위쪽에 설탕을 충분히 덮어준다.
5. 설탕위에 발을 덮고 무거운 돌로 눌러준 다음 항아리 입구를 한지로 밀봉한다.
6. 뚜껑을 덮어서 서늘하고 통풍이 잘되는 곳에 보관하여 1차로100일간 발효 시킨 다음 내용물을 걸러내고 발효액만 담아 2차로 100일간 발효 시킨 다음 음용한다.

■섭취방법■

효소 발효액은 30℃ 이하의 미온수에 3:7로 희석해서 음용한다.

■효능■

폐암, 대장암, 식도암, 해독작용, 만성감염, 옴, 종기, 습진, 부종, 치질초기, 여드름, 임파선 결핵, 종기

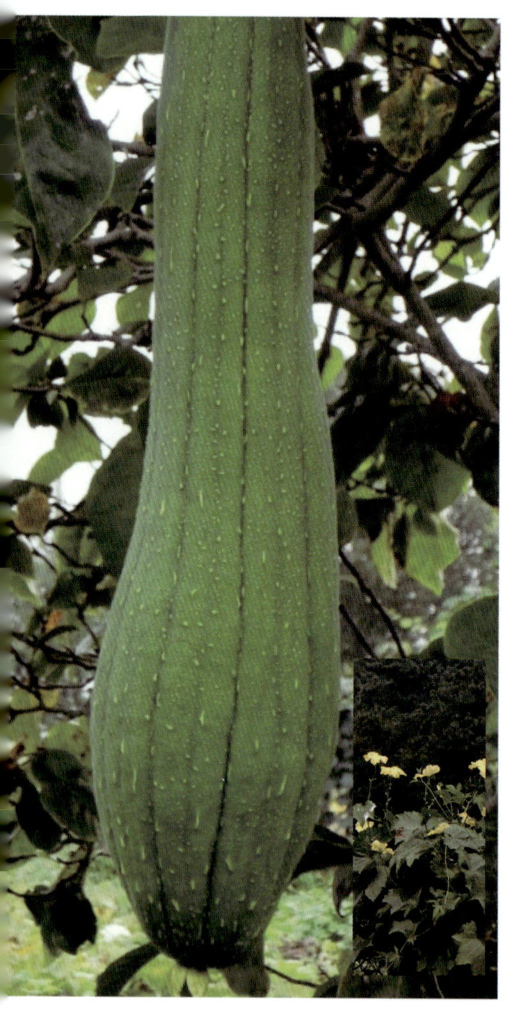

수세미오이 효소

줄기는 덩굴성으로 녹색을 띠고 가지를 치며 덩굴손이 나와서 다른 물체를 감아올라간다. 잎은 손바닥 모양으로 5~7개로 갈라지고 긴 잎자루가 있는데, 줄기 밑부분의 잎은 깊게 패어진 모양이 얕으나 위쪽에 붙는 잎은 깊게 갈라진다. 꽃은 5개로 갈라지는 합판화관으로 노란색이며 잎겨드랑이에 달려서 늦여름에 핀다. 열매는 10월에 익는데, 긴 자루가 있어서 밑으로 늘어져 매달리고 짙은 녹색을 띠며 길이 30~60㎝, 때로는 1~2m인 품종도 있다. 과육의 내부에는 그물 모양으로 된 섬유가 발달되어 있고 그 내부에는 검게 익은 종자가 들어 있다.

효소 발효방법 　1차 100일, 2차 1년

■만드는법■

1. 수세미를 따서 물로 씻고 물기를 완전히 빼준 다음 일정한 크기로 잘라서 준비한다. 준비한 수세미와 설탕을 1:1의 비율로 잘버므려 준다.
2. 항아리에 한켜씩 담아가며 켜켜로 설탕을 사이사이에 넣어준다.
3. 맨위에 수세미가 보이지 않을 정도로 설탕을 충분히 덮어 준다.
4. 설탕위에 발을 덮고 무거운 돌로 눌러준 다음 항아리 입구를 한지로 밀봉한다.
5. 뚜껑을 덮어서 서늘하고 통풍이 잘되는 곳에 보관하고 1차로 100일간 발효 시킨 다음 내용물을 걸러내고 발효액만 다시 항아리에 담아 2차로 1년간 숙성을 시킨 후 음용한다.

■섭취방법■

효소 발효액은 30℃ 이하의 미온수에 3:7로 희석해서 식사 1시간전에 음용한다.

■효능■

천식치료, 설사완화, 피부병개선, 신장염, 비염, 회충제거, 오십견완화, 구취제거, 변비

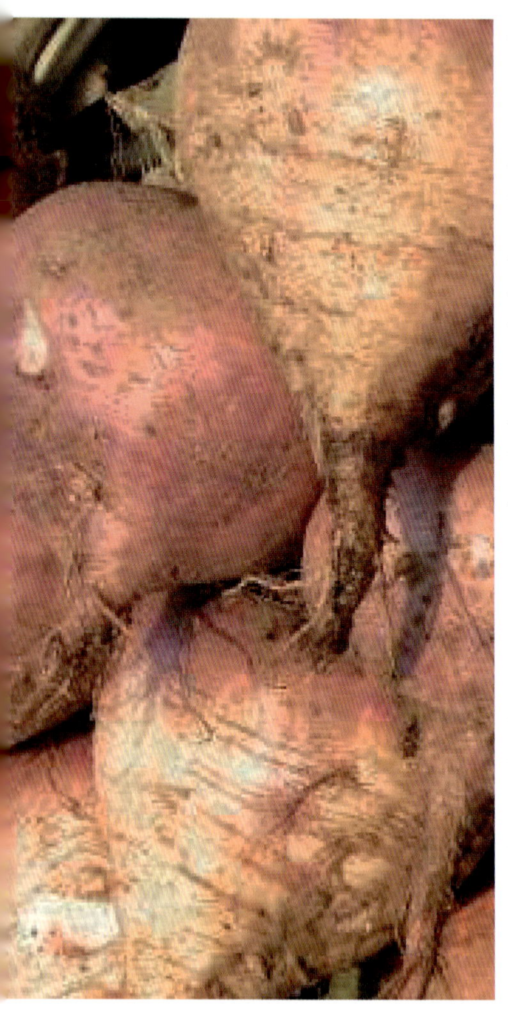

순무 효소

잎은 보통 긴 타원형인데, 달
걀을 거꾸로 세운 듯한 모양,
바소꼴, 때로는 무잎 모양으
로 깃꼴로 갈라진 것도 있다.
봄에 노란색의 십자화十字花가
달린다. 뿌리의 모양은 대개
팽이 모양의 둥근형이다. 빛
깔도 대부분 흰색이지만 겉에
만 자줏빛을 띤 붉은색인 것,
속까지 자줏빛을 띤 붉은색인
것이 있다. 맛은 감미롭고 고
소하며 겨자향의 인삼맛(배추
꼬리맛)이 난다. 뿌리가 자줏
빛을 띤 붉은색인 것을 붉은
순무라고 한다. 그 밖에 붉은
순무에는 식용 비트나 서양순
무의 뿌리부가 붉은 래디시
등이 있다. 순무는 무를 재배
하는 방법으로 재배하면 되지
만 늦여름에 파종하고 늦가을
에서 초겨울에 수확하는 것이
많다.

효소 발효방법　1차 100일, 2차 100일

■만드는법■

1. 깨끗이 손질한 손무를 깍두기 썰듯이 썰어서 준비한다.
2. 순무와 설탕을 1:1의 비율로 준비하여 잘 섞어준다.
3. 준비된 순무을 항아리에 모두 담고 맨위쪽에 설탕을 충분히 덮어준다.
4. 설탕위에 발을 덮고 무거운 돌로 눌러준 다음 항아리 입구를 한지로 밀봉한다.
5. 뚜껑을 덮어서 서늘하고 통풍이 잘되는 곳에 보관하여 1차로 100일간 발효 시킨 다음 내용물을 걸러내고 발효액만 담아 2차로 100일간 발효 시킨 다음 음용한다.

■섭취방법■

효소 발효액은 30℃ 이하의 미온수에 3:7로 희석해서 매일 아침 공복이에 음용한다.

■효능■

개위, 해독, 식체, 황달, 당뇨병, 급성유선염, 식도암, 간암, 폐암, 대장암

싸리나무순 효소

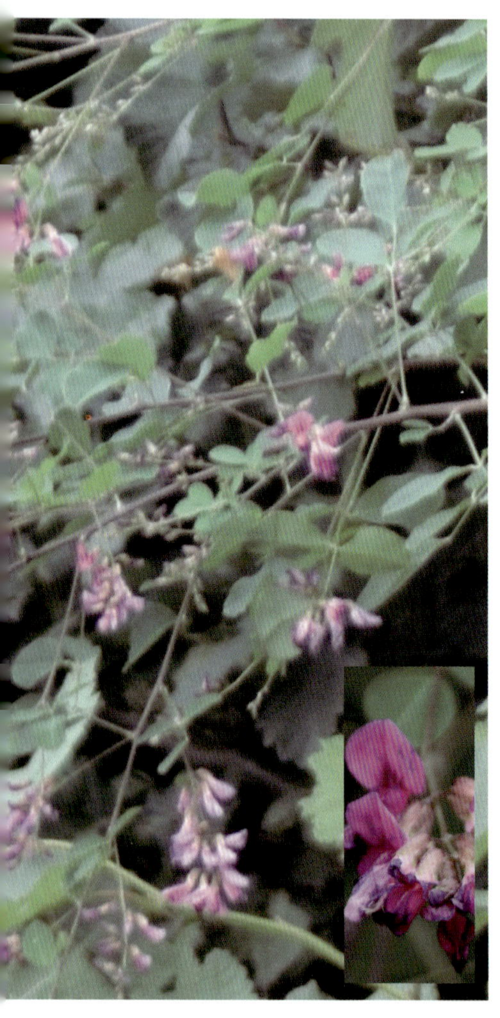

산과 들에서 흔히 자란다. 높이 2~3m이다. 줄기는 곧게 서고 가지가 많이 갈라진다. 잎은 어긋나고 3장의 작은잎이 나온 잎이다. 턱잎은 가늘고 길며 짙은 갈색이고 길이 약 5㎜이다. 작은잎은 달걀 모양이거나 달걀을 거꾸로 세워 놓은 모양이다. 겉면은 짙은 녹색이며 뒷면에 눈털이 나고 가장자리가 밋밋하다. 꽃은 7~8월에 붉은 자줏빛으로 피고 잎겨드랑이에 총상꽃차례로 달린다. 꽃받침은 얕게 4개로 갈라지고 뒤쪽의 1개는 다시 2개로 갈라지며 끝이 뾰족하다. 꼬투리는 넓은 타원형이고 끝이 부리처럼 길며 1개의 종자가 들어 있고 10월에 익는다. 종자는 신장 모양이며 갈색 바탕에 짙은 점이 있다.

효소 발효방법　1차 100일, 2차 100일

■만드는법■

1. 새순이 나는 봄에 싸리나무 순을 채취하여 깨끗이 손질한다.
2. 싸리나무 순과 설탕을 1:1의 비율로 준비한다.
3. 항아리에 싸리나무순을 켜켜로 담으며 사이에 설탕을 깔아 가며 모두 담은 다음 맨위쪽에 설탕을 충분히 덮어준다.
4. 설탕위에 발을 덮고 무거운 돌로 눌러준 다음 항아리 입구를 한지로 밀봉한다.
5. 뚜껑을 덮어서 서늘하고 통풍이 잘되는 곳에 보관하여 1차로 100일간 발효 시킨 다음 내용물을 걸러내고 발효액만 담아 2차로 100일간 발효 시킨 다음 음용한다.

■섭취방법■

효소 발효액은 30℃ 이하의 미온수에 3:7로 희석해서 매일 아침 공복에 음용한다.

■효능■

현기증, 두통, 폐열로 인한 기침, 심장병, 백일해, 성병, 백반증, 무좀, 버짐

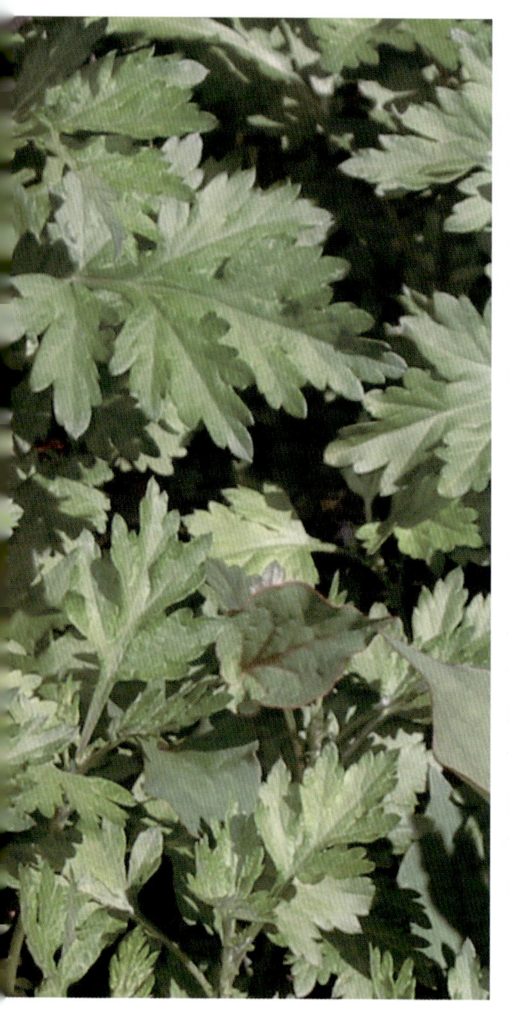

쑥 효소

아르테미시아속에 속한 식물 중 쑥과 겉모습이 비슷한 것은 모두 쑥이라고 한다. 줄기에 능선이 있으며 전체에 거미줄 같은 털이 빽빽이 난다. 뿌리줄기가 옆으로 벋으며 싹이 나와 무리지어 난다. 줄기에 달린 잎은 어긋나고 헛턱잎假托葉이 있으며 타원형이고 깃처럼 갈라지며 갈래조각은 2~4쌍이지만 위로 올라가면서 잎이 작아지고 갈래조각의 수도 줄어 단순한 잎으로 된다. 꽃은 7~9월에 연한 붉은 자줏빛으로 피는데, 두화가 한쪽으로 치우쳐서 달리며 전체가 원추꽃차례로 된다. 열매는 수과로서 10월에 익으며 길이 약 1.5mm이다.

효소 발효방법　1차 100일, 2차 100일

■만드는법■

1. 청정지역에서 참쑥을 채취하여 이물질을 제거하고 물에 깨끗이 씻어서 물기를 완전히 빼준다.
2. 쑥과 설탕을 1:1의 비율로 준비하여 잘 섞어준다.
3. 준비된 쑥을 항아리에 모두 담은 다음 맨위쪽에 설탕을 충분히 덮어준다.
4. 설탕위에 발을 덮고 무거운 돌로 눌러준 다음 항아리 입구를 한지로 밀봉한다.
5. 뚜껑을 덮어서 서늘하고 통풍이 잘되는 곳에 보관하여 1차로 100일간 발효 시킨 내용물을 걸러내고 발효액만 담아 2차로 100일간 발효 시킨 다음 음용한다.

■섭취방법■

효소 발효액은 30℃ 이하의 미온수에 3:7로 희석해서 매 식후 음용한다.

■효능■

체질개선, 건위, 해독, 고혈압, 동맥경화, 간기능강화, 부인병, 악취제거, 구충, 변비, 항균, 이담, 황달, 식욕증진

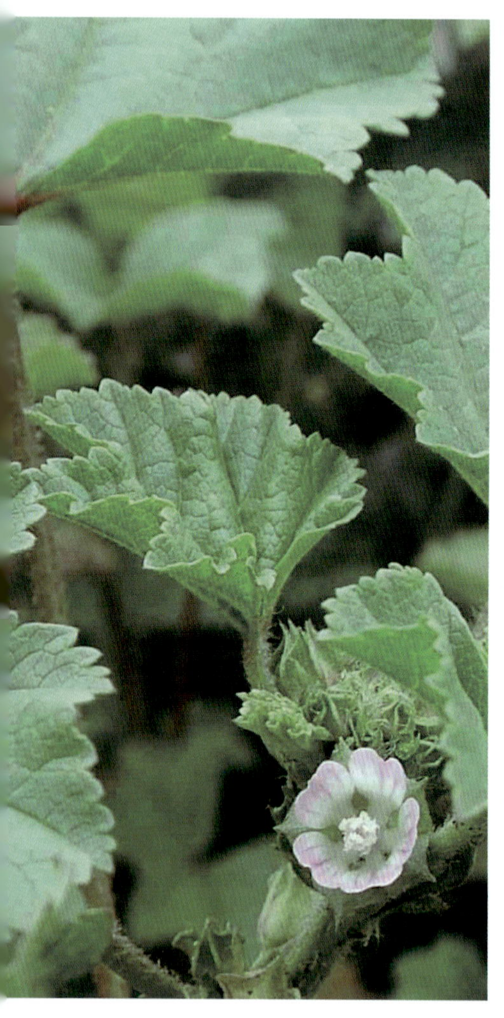

아욱 효소

높이 60~90㎝이고 줄기는 곧게 서며 녹색이고 긴 성모가 나있다. 잎은 어긋나고 둥근 모양이며 5~7갈래로 얕게 갈라지고 가장자리에 둔한 거치가 있으며 잎자루가 길다. 꽃은 6~7월에 연한 분홍색으로 피며 잎겨드랑이에 모여 달린다. 작은포는 3개이고 꽃잎은 5장으로서 끝이 오목하게 들어갔으며 수술은 10개이며 심피는 꽃받침에 싸여 바퀴 모양으로 배열된다. 열매는 삭과이고 편평한 둥근 모양이며 꽃받침에 싸여 있고 연한 갈색이며 8~9월에 익는다. 종자를 동규자라고 한다. 일년생 초본으로 원산지는 북부온대 및 아열대지방이며 채소용으로 재배한다.

효소 발효방법 1차 100일, 2차 100일

■만드는법■

1. 아욱을 채취하여 물로 깨끗이 씻어 물기를 완전히 제거해 준다.
2. 아욱과 설탕을 1:1의 비율로 준비한다.
3. 준비된 아욱과 설탕을 항아리에 아욱을 켜켜로 담고 사이사이에 설탕을 깔아 가며 모두 담고 맨위쪽에 설탕을 충분히 덮어준다.
4. 설탕위에 발을 덮고 무거운 돌로 눌러준 다음 항아리 입구를 한지로 밀봉한다.
5. 뚜껑을 덮어서 서늘하고 통풍이 잘되는 곳에 보관하여 1차로 100일간 발효 시킨 다음 내용물을 걸러내고 발효액만 담아 2차로 100일간 발효 시킨 다음 음용한다.

■섭취방법■

효소 발효액은 30℃ 이하의 미온수에 3:7로 희석해서 매일 아침 공복에 음용한다.

■효능■

변비, 이질, 골다공증, 다이어트, 아이들 성장발육촉신, 부종, 신경통, 위장병, 임질치료, 유즙분비 촉진

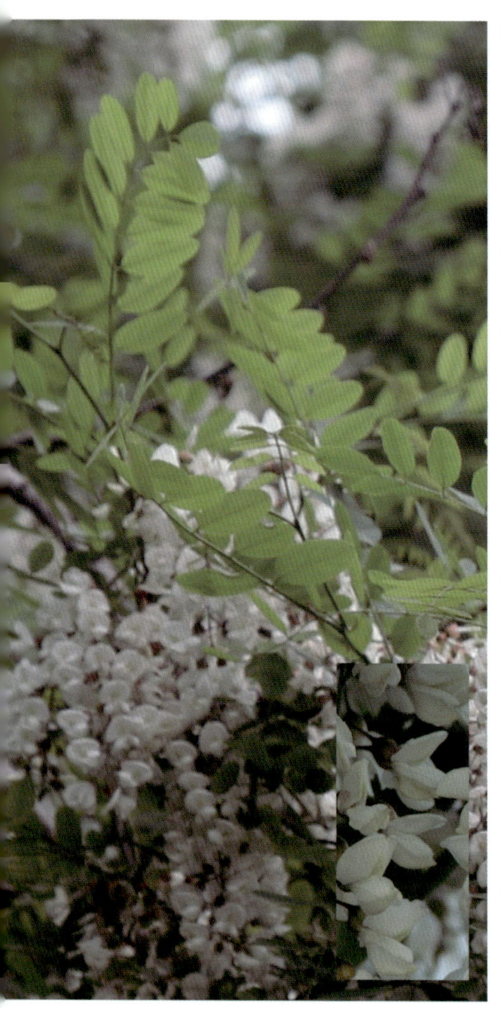

아카시아꽃 효소

상록수이며 오스트레일리아를 중심으로 열대와 온대 지역에 약 500종이 분포한다. 잎은 짝수 2회 깃꼴겹잎이고 작은 잎이 매우 작으며, 잎자루가 편평하여 잎처럼 된 것도 있다. 턱잎은 가시 모양이다. 꽃은 황색 또는 흰색이고 두상꽃차례 또는 원기둥 모양의 수상꽃차례를 이루며 달리고 양성화 또는 잡성화이다. 꽃잎은 5개이고, 수술은 10개이며, 암술은 1개이다. 밀원식물이며, 열매는 편평하고 잘록잘록하거나 원통 모양이다. 흔히 말하는 아카시아는 북아메리카가 원산지인 아까시나무(Robinia pseudo-acacia)를 가리키고 아카시아속의 식물이 아니다.

효소 발효방법　1차 100일, 2차 100일

■만드는법■

1. 청정지역에서 아카시아 꽃을 채취하여 꽃대에서 꽃잎만을 준비한다.
2. 아카시아꽃과 설탕을 1:1의 비율로 준비하여 잘 섞어준다.
3. 설탕에 잘 썩어진 아카시아 꽃을 켜켜로 담아 준 다음 맨위쪽에 설탕을 충분히 덮어준다.
4. 설탕위에 발을 덮고 무거운 돌을 눌러준 다음 항아리 입구를 한지로 밀봉한다.
5. 뚜껑을 덮어서 서늘하고 통풍이 잘되는 곳에 보관하여 1차로 100일간 발효 시킨 다음 내용물을 걸러내고 발효액만 담아 2차로 100일간 발효 시킨 다음 음용한다.

■섭취방법■

효소 발효액은 30℃ 이하의 미온수에 3:7로 희석해서 매 식전 공복에 음용한다.

■효능■

항암, 염증개선, 부종, 위장병치료, 혈압강화, 기관지염치료, 소염작용, 이뇨, 이담, 중이염

앵두 효소

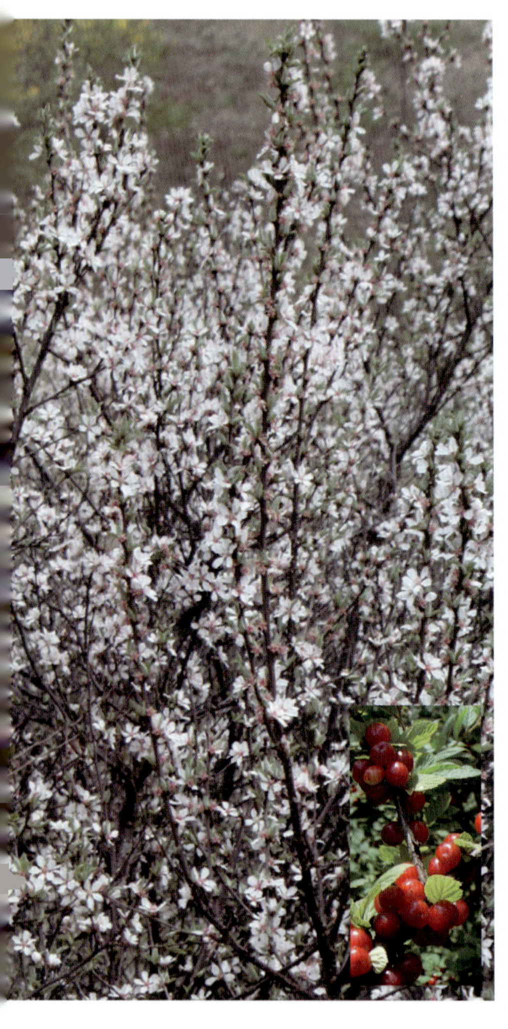

높이는 3m에 달하고, 가지가 많이 갈라지며, 나무 껍질이 검은빛을 띤 갈색이고, 어린 가지에 털이 빽빽이 있다. 잎은 어긋나고 달걀을 거꾸로 세운 모양 또는 타원 모양이며 끝이 뾰족하고 밑 부분이 둥글며 가장자리에 톱니가 있다. 잎 표면에 잔털이 있고 뒷면에 털이 빽빽이 있으며, 꽃잎은 5개이고 넓은 달걀을 거꾸로 세운 모양이며 끝이 둥글다. 수술은 많고, 암술은 꽃잎보다 짧으며, 씨방에 털이 빽빽이 있다. 꽃은 4월에 잎보다 먼저 또는 같이 피고 흰빛 또는 연한 붉은빛이며 1~2개씩 달린다. 열매는 핵과이고 둥글며 지름이 1cm이고 6월에 붉은빛으로 익는다. 성숙한 열매는 날것으로 먹을 수 있다.

효소 발효방법　1차 100일, 2차 100일

■만드는법■

1. 잘익은 앵두를 물로 깨끗하게 세척한 다음 물기을 완전히 빼준다.
2. 앵두를 설탕과 1:1의 비율로 잘 섞어준다.
3. 설탕에 잘 섞어진 앵두를 켜켜로 담아 준 다음 맨위쪽에 설탕을 충분히 덮어준다.
4. 설탕위에 발을 덮고 무거운 돌로 눌러준 다음 항아리 입구를 한지로 밀봉한다.
5. 뚜껑을 덮어서 서늘하고 통풍이 잘되는 곳에 보관하여 1차로 100일간 발효 시킨 다음 내용물을 걸러내고 발효액만 담아 2차로 100일간 발효 시킨 다음 음용한다.

■섭취방법■

효소 발효액은 30℃ 이하의 미온수(여름에는 찬물도 가능)에 3:7로 희석해서 매 식사 30분전에 음용한다.

■효능■

피로회복, 부종, 가래제거, 동상, 피부미용, 변비, 치통

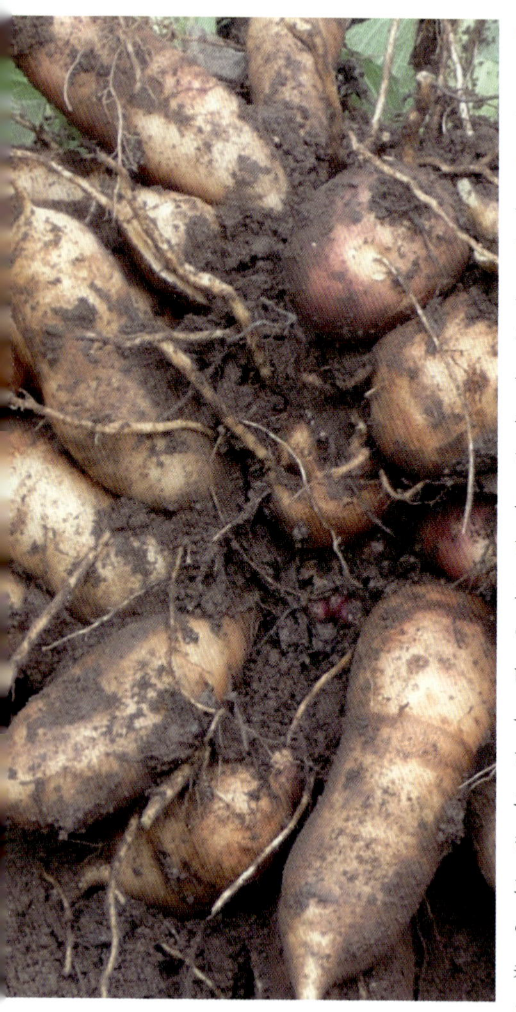

야콘 효소

덩이뿌리는 고구마와 모양이 비슷하고 땅 위로 나온 부분은 뚱딴지와 모양이 비슷하다. 줄기는 녹색 또는 자주색으로 원통 모양이거나 약간 각이 져 있고 털이 많으며 성숙하면 속이 빈다. 원줄기 밑쪽에는 마디가 많으며 가지가 발생하고 지표면의 뿌리줄기 눈에서 부정근이 많이 발생한다. 9월 말에 노란색 꽃이 피고 열매는 잘 맺지 않는다. 꽃이 피는 시기부터 덩이뿌리가 빠르게 살지기 시작한다. 식용으로 이용되는 부위는 주로 덩이뿌리이다. 덩이뿌리는 고구마처럼 단맛이 나고 배맛처럼 시원하며 수분이 많다. 주된 성분은 프락토올리고당·인눌린·폴리페놀 등이며 알칼리성 식이섬유 등도 많이 들어 있다.

효소 발효방법 | 1차 100일, 2차 1년

■만드는법■

1. 야콘을 구입하여 물로 깨끗이 씻어 물기를 제거하고 적당한 크기로 잘라준다.
2. 야콘과 설탕을 1:1의 비율로 준비하여 잘 섞어준다. 야콘은 물이 많아 설탕과 버무리기만 해도 수액이 많이 생긴다.
3. 준비된 야콘을 항아리에 모두 담고 맨위쪽에 설탕을 충분히 덮어준다.
4. 설탕위에 발을 덮고 무거운 돌로 눌러준 다음 항아리 입구를 한지로 밀봉한다.
5. 뚜껑을 덮어서 서늘하고 통풍이 잘되는 곳에 보관하여 1차로 100일간 발효 시킨 다음 내용물을 걸러내고 발효액만 담아 2차로 1년간 발효 시킨 다음 음용한다.

■섭취방법■

효소 발효액은 30℃ 이하의 미온수에 3:7로 희석해서 매일 아침 공복에 음용한다.

■효능■

당뇨병, 혈압안정, 다이어트, 동맥경화, 변비

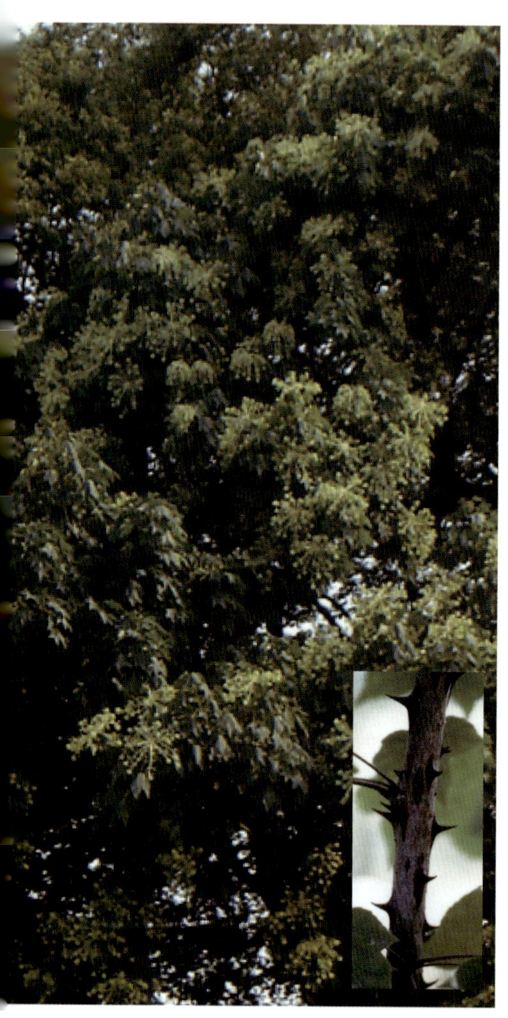

엄나무순 효소

엄나무 또는 엄목嚴木이라고 한다. 높이 25m에 달하며, 가지는 굵으며 크고 밑이 퍼진 가시가 있다. 잎은 어긋나고 둥글며 가장자리가 5~9개로 깊게 갈라진다. 갈래조각에 톱니가 있으며 잎자루는 잎보다 길다. 꽃은 7~8월에 피고 황록색이며 복산형꽃차례複傘形花序에 달린다. 열매는 핵과로 둥글며 10월에 검게 익는다. 나무껍질은 약용하며 뿌리와 어린잎은 식용한다. 지방에 따라서는 개두릅나무라고 부르기도 한다. 잎 뒷면에 털이 밀생한 것을 털음나무라고 하며, 잎이 깊게 갈라지고 뒷면에 흰털이 다소 있는 것을 가는잎음나무라고 한다.

효소 발효방법　　1차 1년, 2차 1년

■만드는법■

1. 4월에 엄나무순을 채취하여 물에 깨끗이 씻어서 물기을 완전히 제거하고 일정한 크기로 썰어준다.
2. 엄나무 순과 설탕을 1:1의 비율로 준비하여 잘 섞어준다.
3. 준비된 엄나무 순을 모두 담은 다음 맨위쪽에 설탕을 충분히 덮어준다.
4. 설탕위에 발을 덮고 무거운 돌로 눌러준 다음 항아리 입구를 한지로 밀봉한다.
5. 뚜껑을 덮어서 서늘하고 통풍이 잘되는 곳에 보관하여 1차로 1년간 발효시킨 다음 내용물을 걸러내고 발효액만 다시 담아 2차로 1년간 발효시킨 다음 음용한다.

■섭취방법■

효소 발효액은 30℃ 이하의 미온수에 3:7로 희석해서 음용한다.

■효능■

관절염, 종기, 각종 암, 염증성 피부병, 신경통, 만성간염, 늑막염, 중풍예방

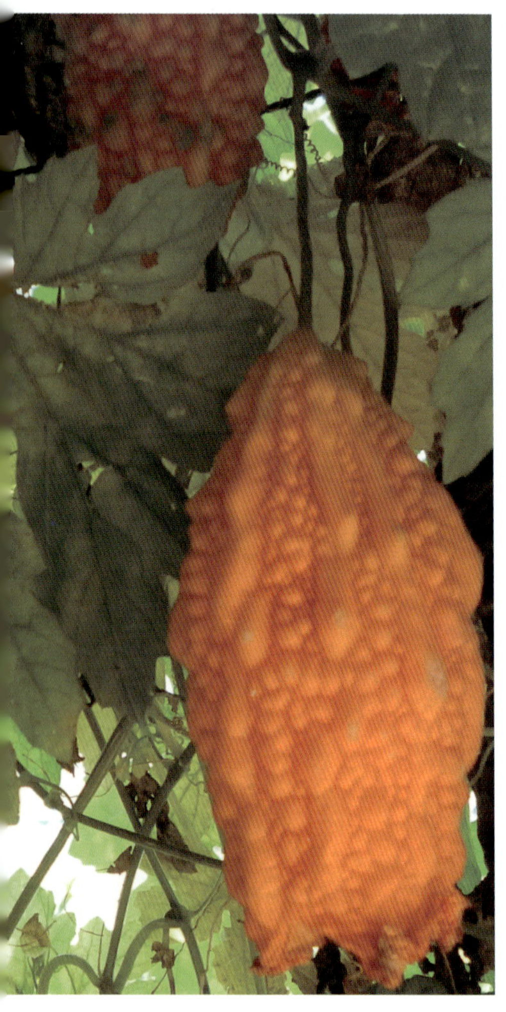

여주 효소

아시아 열대산이며 관상용으로 심는다. 줄기는 가늘고 길이 1~3m 자라며 덩굴손으로 다른 물건을 감아서 올라간다. 잎은 어긋나고 자루가 길며, 가장자리가 5~7개로 갈라지고 갈래조각은 다시 갈라지며 톱니가 있다. 꽃은 1가화이고 잎겨드랑이에 1개씩 달리며 황색이다. 꽃받침은 종 모양이다. 화관은 깊게 5개로 갈라지고 수술은 3개이며, 암술대도 3개로 갈라진다. 열매는 박과이며 긴 타원형이고 양끝이 좁으며 혹 같은 돌기가 있고 황적색으로 익으면 불규칙하게 갈라져서 홍색 육질로 싸인 종자가 나온다. 열매가 여지와 비슷하므로 여주라고 부른다. 어린 열매와 홍색 종피種皮는 식용으로 하고 종자는 약용으로 한다.

효소 발효방법　1차 100일, 2차 100일

■만드는법■

1. 채취한 여주를 물에 30분정도 담가 두었다가 건져서 물기를 완전히 빼준다. 여주를 일정한 크기로 잘라서 준비해 준다.
2. 여주와 설탕을 1:1의 비율로 잘 섞어준다.
3. 준비된 여주를 항아리에 담아주고 여주가 보이지 않을 정도로 설탕을 충분히 덮어 준다.
4. 설탕위에 발을 덮고 무거운돌로 눌러주고 항아리 입구를 한지로 밀봉한다.
5. 뚜껑을 덮어서 서늘하고 통풍이 잘되는 곳에 보관하고 1차로 100일간 발효 시킨 다음 내용물을 걸러내고 발효액만을 항아리에 담아 2차로 100일간 발효를 시킨 다음 음용한다.

■섭취방법■

효소 발효액은 30℃ 이하의 미온수에 3:7로 희석해서 매일 아침 저녁으로 100㎖정도를 음용한다.

■효능■

면역기능향상, HIV바이러스에 대한 저항력 향상, 해열, 구충, 인슐린분비 촉진, 혈당강하, 당뇨병, 이질, 일사병, 종기, 위통, 치통, 기생충구제, 매독, 손에생기는 무좀

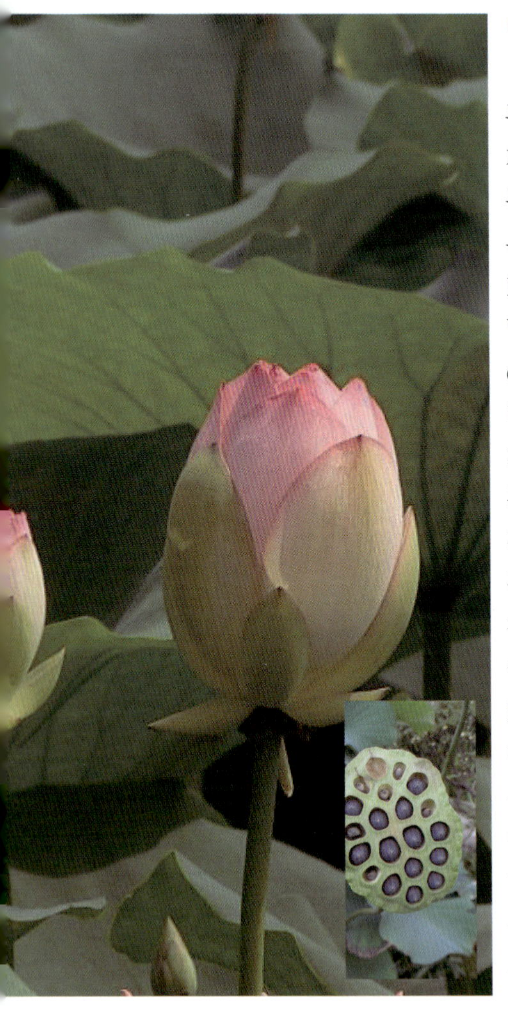

연꽃 효소

뿌리줄기는 굵고 옆으로 뻗어 가며 마디가 많고 가을에는 특히 끝부분이 굵어진다. 잎은 뿌리줄기에서 나와서 높이 1~2m로 자란 잎자루 끝에 달리고 둥글다. 또한 지름 40cm 내외로서 물에 젖지 않으며 잎맥이 방사상으로 퍼지고 가장자리가 밋밋하다. 잎자루는 겉에 가시가 있고 안에 있는 구멍은 땅속줄기의 구멍과 통한다. 꽃은 7~8월에 피고 홍색 또는 백색이며 꽃줄기 끝에 1개씩 달리고 지름 15~20cm이며 꽃줄기에 가시가 있다. 꽃잎은 달걀을 거꾸로 세운 모양이며 수술은 여러 개이다. 꽃받침은 크고 편평하며 지름 10cm 정도이고 열매는 견과이다. 종자가 꽃받침의 구멍에 들어 있다.

효소 발효방법　1차 100일, 2차 1년

■만드는법■

1. 연꽃을 하나 하나 떼어서 준비한다. 연꽃과 설탕을 1:1 의 비율로 준비하여 잘버므려 준다.
2. 준비된 연꽃을 항아리에 켜켜로 담고 사이사이에 설탕을 넣어준다.
3. 항아리에 연꽃을 모두 담은 다음 맨위에 설탕을 충분히 덮어준다.
4. 설탕위에 발을 덮고 무거운 돌로 눌러준 다음 항아리 입구를 한지로 밀봉한다.
5. 뚜껑을 덮어서 서늘하고 통풍이 잘되는 곳에 보관하고 1차로 100일간 발효를 시킨다음 내용물을 걸러내고 발효액을 다시 담아 2차로 1년간 숙성 시킨다음 음용한다.

■섭취방법■

효소 발효액은 30℃ 이하의 미온수에 3:7로 희석해서 매일 아침 공복에 음용한다.

■효능■

자양 강장제, 불안초조, 불면증, 어지럼증, 만성설사, 심장병, 갑상선 환자, 저혈압

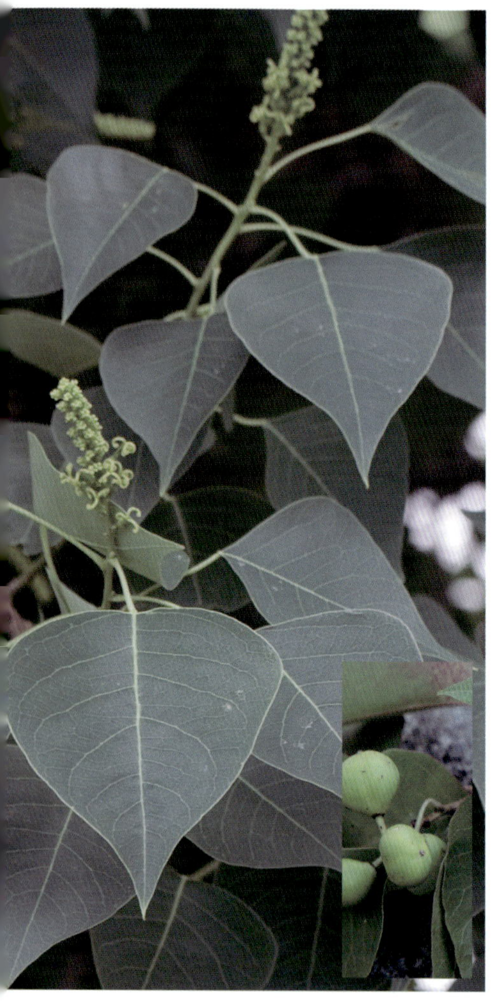

오구나무잎 효소

중국 원산이며 종자에서 밀랍과 기름을 짜기 위하여 남쪽에서 심었으나 지금은 관상용으로 심는다. 높이 10m 내외이다. 잎은 어긋나고 네모꼴의 달걀 모양으로 가장자리가 밋밋하며 털이 없고 뒷면은 흰빛이 돈다. 꽃은 양성화이며 6~7월에 피고 같은 수상꽃차례穗狀花序에 달린다. 수꽃의 꽃받침은 술잔 모양이고 수술은 2~3개이다. 암꽃은 선체腺體가 있는 소포로 싸여 있다. 열매는 삭과殼果로 공 모양의 타원형이며 종자가 3개 들어 있다. 종자 겉이 밀랍으로 싸여 있으며 이것으로 초를 만들기도 한다.

효소 발효방법　1차 100일, 2차 100일

■만드는법■

1. 오구나무 잎을 채취하여 물로 깨끗이 씻어서 물기를 빼고 이정한 크기로 잘라준다.
2. 오구나무 잎과 설탕을 1:1의 비율로 준비한다.
3. 항아리에 오구나무 잎을 한켜 깔고 그 위에 설탕을 깔아주면서 켜켜히 모두 담은 다음 맨위쪽에 설탕을 충분히 덮어준다.
4. 설탕위에 발을 덮고 무거운 돌로 눌러준 다음 항아리 입구를 한지로 밀봉한다.
5. 뚜껑을 덮어서 서늘하고 통풍이 잘되는 곳에 보관하여 1차로 100일간 발효 시킨 다음 내용물을 걸러내고 2차로 100일간 발효 시킨 다음 음용한다.

■섭취방법■

효소 발효액은 30℃ 이하의 미온수에 2:8로 희석해서 매일 아침 식사후 50cc씩 음용한다.

■효능■

종기, 유방염, 타박상, 육고기를 먹고 체한데, 습진, 뱀에 물린데, 질염, 각선

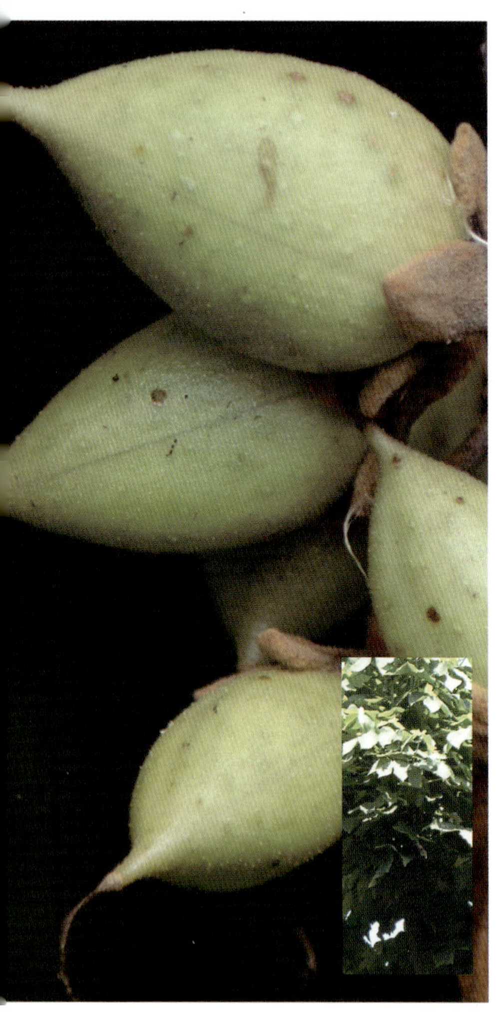

오동나무 열매 효소

잎은 마주나고 달걀 모양의 원형이지만 오각형에 가깝고 끝이 뾰족하며 표면에 털이 거의 없다. 뒷면에 갈색 성모가 있으며 가장자리에 톱니가 없다. 그러나 어린잎에는 톱니가 있고, 꽃은 5~6월에 피고 가지 끝의 원추꽃차례에 달리며 꽃받침은 5개로 갈라진다. 갈래조각은 달걀 모양으로 길며 끝이 뾰족하고 서기도 하고 퍼지기도 하며 양면에 잔털이 있다. 화관은 길이 6cm로 자주색이지만 후부喉部는 노란색이고 내외부에 성모星毛와 선모腺毛가 있다. 4개의 수술 중 2개는 길고 털이 없으며 씨방은 달걀 모양으로 털이 있다. 열매는 삭과로 달걀 모양이고 끝이 뾰족하며 털이 없고 길이 3cm로 10월에 익는다.

효소 발효방법 1차 150일, 2차 150일

■만드는법■

1. 오동나무 열매를 채취하여 열매의 꼭지를 따고 물로 깨끗하게 씻어서 물기를 완전히 빼 준다.
2. 오동나무 열매를 반으로 갈라서 설탕과 1:1의 비율로 준비하여 설탕의 80%를 오동나무 열매와 잘 버므린다.
3. 오동나무 열매와 설탕을 버므린 것을 항아리에 담고 위에 남겨둔 20%의 설탕을 눌러서 담아준다.
4. 설탕위에 발을 덮고 무거운 돌로 눌러서 발효중 수액위로 내용물이 뜨지 않게 하고 한지로 항아리 입구를 밀봉한다.
5. 뚜껑을 덮어서 서늘하고 통풍이 잘되는 곳에 보관하여 1차로 150일간 발효를 시킨 다음 내용물을 걸러서 발효액만을 다시 항아리에 담아서 2차로 150일간 숙성발효를 한다음 음용한다.

■섭취방법■

효소 발효액은 30℃이하의 미온수에 3:7의 비율로 희석하여 매식후 100cc정도 음용한다.

■효능■

스트레스 해소, 병후 쇠약, 풍습으로 인한 동증, 마비, 부스럼, 치질, 창상, 출혈, 고혈압, 소화장애, 위통, 부종, 어린이 구내염, 조백(머리카락이 빨리 희어지는 현상)

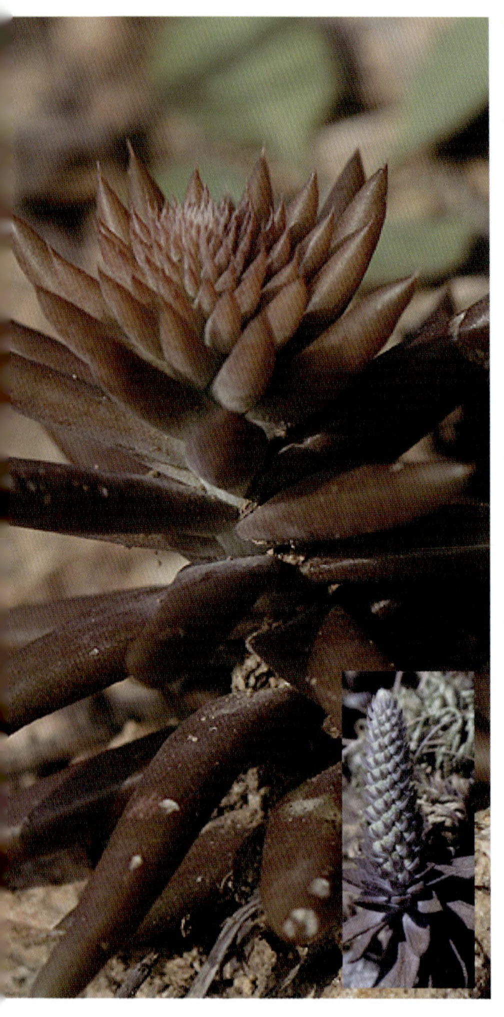

와송 효소

산지의 바위 겉에 붙어서 자란다. 높이 30㎝ 정도이다. 여러해살이풀이지만 꽃이 피고 열매를 맺으면 죽는다. 뿌리에서 나온 잎은 방석처럼 퍼지고 끝이 굳어져서 가시같이 된다. 원줄기에 달린 잎과 여름에 뿌리에서 나온 잎은 끝이 굳어지지 않으며 잎자루가 없고 바소꼴로 자주색 또는 흰색이다. 꽃은 흰색으로 9월에 피고 수상꽃차례에 빽빽이 난다. 포는 바소꼴이고 끝이 날카로우며 꽃잎과 꽃받침조각은 각각 5개씩이다. 수술은 10개이고 씨방은 5개이며 꽃밥은 붉은색이지만 점차 검은색으로 된다. 열매는 10월에 익는다. 관상용으로 가치가 있으며 일본에서는 잎을 습진에 사용한다.

효소 발효방법　　1차 1년, 2차 1년

■만드는법■

1. 자연산은 채취가 힘드므로 약재상에서 구입하여 사용한다.
2. 와송을 흐르는 물에 깨끗이 씻어서 물기를 완전히 빼준다.
3. 와송과 설탕을 1:1의 비율로 준비하여 준다.
4. 와송을 한켜씩 담고 사이사이마다 설탕을 깔아주며 담아준 다음 맨위쪽에 설탕을 충분히 덮어준다.
5. 설탕위을 발로 덮고 무거운 돌로 눌러준 다음 항아리 입구를 한지로 밀봉한다.
6. 뚜껑을 덮어서 서늘하고 통풍이 잘되는 곳에 보관하여 1차로 1년간 발효 시킨 다음 내용물을 걸러내고 2차로 1년간 발효 시킨 다음 음용한다.

■섭취방법■

효소 발효액은 30℃ 이하의 미온수에 3:7로 희석해서 매일 식사전 공복에 음용한다.

■효능■

뇌종양, 위암, 자궁암, 폐암, 설암, 간암, 식도암, 후두암, 전립선암, 유암, 비암, 피부암, 갑상선암, 백혈병, 골수암, 토혈, 습진, 화상, 간염

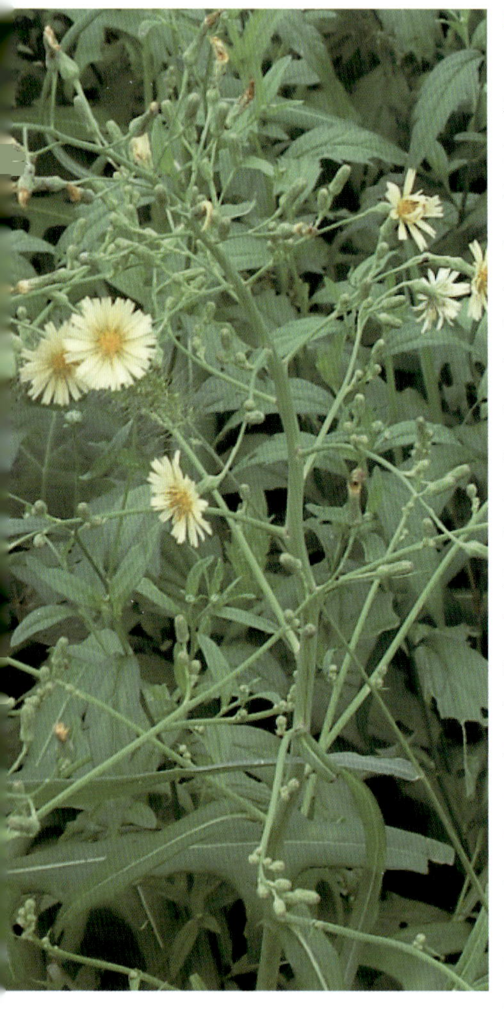

왕고들빼기 효소

높이 1~2m이고 윗부분에서 가지가 갈라진다. 뿌리잎은 꽃이 필 때 스러진다. 줄기잎은 어긋나고 타원형의 바소꼴로 길이 10~30㎝로서 밑부분이 직접 원줄기에 달린다. 앞면은 녹색이며 뒷면은 분백색이고 깃처럼 갈라진다. 갈래조각에 톱니가 있다. 상처에서 흰 유액乳液이 나온다. 꽃은 7~10월에 피고 많은 두화頭花가 원추꽃차례圓錐花序에 달리며 노란색이다. 두화는 지름 2㎝ 정도이고 총포는 밑부분이 굵어지며 안쪽 포편은 8개 내외이다. 열매는 수과瘦果로 뿌리가 있고 갓털은 흰색이다. 이와 비슷하지만 잎이 갈라지지 않고 바소꼴인 것을 가는잎왕고들빼기, 잎이 갈라지지 않고 크며 재배하는 것을 용설채라고 한다.

효소 발효방법 1차 100일, 2차 100일

■만드는법■

1. 왕고들빼기를 채취하여 물로 깨끗이 씻어낸 다음 물기를 완전히 빼어준다.
2. 왕고들빼기와 설탕을 1:1의 비율로 준비하여 잘 섞어준다.
3. 설탕과 섞어진 왕고들빼기를 모두 다음 맨위쪽에 설탕을 충분히 덮어준다.
4. 설탕위에 발을 덮고 무거운 돌을 눌러준 다음 항아리 입구를 한지로 밀봉한다.
5. 뚜껑을 덮어서 서늘하고 통풍이 잘되는 곳에 보관하여 1차로 100일간 발효 시킨 다음 내용물을 걸러내고 발효액만 담아 2차로 100일간 발효 시킨 다음 음용한다.

■섭취방법■

효소 발효액은 30℃ 이하의 미온수에 3:7로 희석해서 공복에 음용한다.

■효능■

진정작용, 마취작용, 해열, 양혈, 이뇨, 유선염, 종기, 부스럼, 자궁염, 인후두염, 편도선염, 성기이상출혈

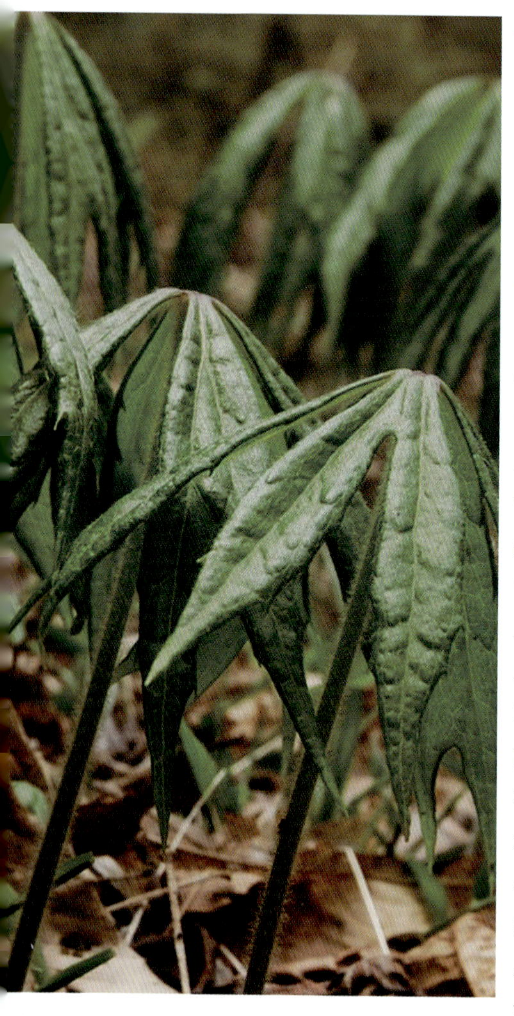

우산나물 효소

가지가 없으며 줄기에 2~3개의 잎이 달린다. 밑의 잎은 둥근 모양이고 잎자루가 길이 7~15㎝로서 길며, 밑부분이 원줄기를 둘러싸고 7~9개로 깊게 갈라진다. 지름 35~40㎝이고 갈래조각은 다시 2개씩 갈라지며 가장자리에 톱니가 있다. 꽃은 6~9월에 연한 붉은색으로 피고 지름 8~10㎜의 두화가 원추꽃차례에 달린다. 꽃자루는 길이 3~10㎜로서 털이 난다. 총포는 원통모양이고 포조각은 5개로서 긴 타원 모양 바소꼴이며, 7~13개의 작은꽃이 들어 있다. 작은꽃은 통 모양이며 끝이 5개로 갈라진다. 화관은 길이 9~10㎜로서 끝이 5갈래로 갈라진다. 열매는 수과(瘦果)로서 양끝이 좁고 10월에 익는다.

효소 발효방법 · 1차 100일, 2차 100일

■만드는법■

1. 우산나물을 4~5월에 채취하여 흐르는 물에 깨끗이 세척하여 물기를 완전히 빼준다.
2. 우산나물과 설탕을 1:1의 비율로 준비하여 잘 섞어준다.
3. 준비된 우산나물을 모두 담은 다음 맨위쪽에 설탕을 충분히 덮어준다.
4. 설탕위에 발을 덮고 무거운 돌로 눌러준 다음 항아리 입구를 한지로 밀봉한다.
5. 뚜껑을 덮어서 서늘하고 통풍이 잘되는 곳에 보관하여 1차로 100일간 발효 시킨 다음 내용물을 걸러내고 발효액만 담아 2차로 100일간 발효 시킨 다음 음용한다.

■섭취방법■

효소 발효액은 30℃ 이하의 미온수에 3:7로 희석해서 아침 공복에 음용한다.

■효능■

부종, 골절, 관절통, 독사 물린데, 생리통, 악성종양, 월경불순, 요통, 경부림프절염, 타박상

으름덩굴새순 효소

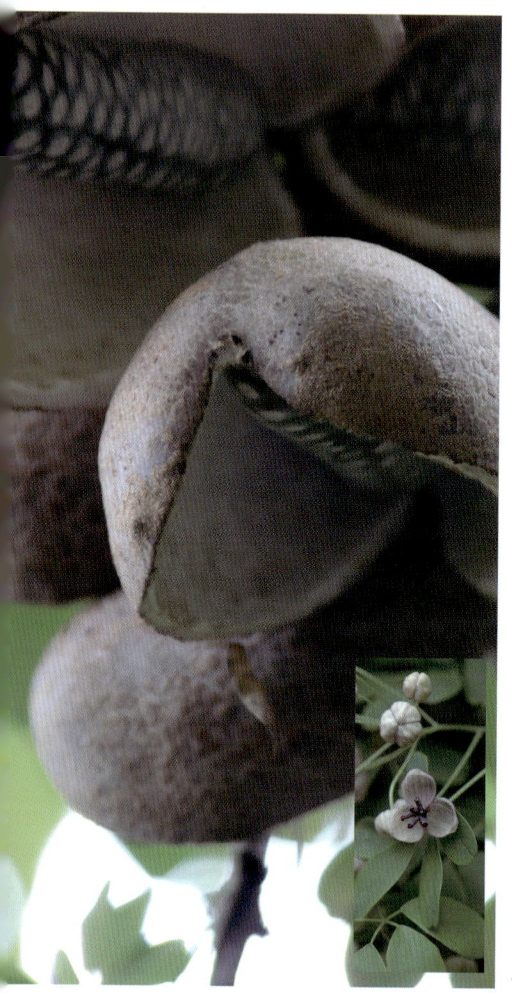

길이 약 5m이다. 가지는 털이 없고 갈색이다. 잎은 묵은 가지에서는 무리지어 나고 새가지에서는 어긋나며 손바닥 모양의 겹잎이다. 작은잎은 5개씩이고 넓은 달걀 모양이거나 타원형이며 가장자리가 밋밋하고 끝이 약간 오목하다. 꽃은 암수한그루로서 4~5월에 자줏빛을 띤 갈색으로 피며 잎겨드랑이에 총상꽃차례로 달린다. 꽃잎은 없고 3개의 꽃받침조각이 꽃잎같이 보인다. 수꽃은 작고 6개의 수술과 암꽃의 흔적이 있으며, 암꽃은 크고 3~6개의 심피가 있다. 꽃받침은 3장, 열매는 장과漿果로서 긴 타원형이고 10월에 자줏빛을 띤 갈색으로 익는다. 길이 6~10㎝이고 복봉선腹縫線으로 벌어진다.

효소 발효방법　1차 100일, 2차 100일

■만드는법■

1. 봄에 으름덩굴 새순을 채취하여 물로 깨끗이 씻어서 물기를 완전히 제거하고 일정한 크기로 자른다.
2. 으름덩굴 새순과 설탕을 1:1의 비율로 준비하여 잘 섞어준다.
3. 으름덩굴 새순을 모두 담은 다음 맨위쪽에 설탕을 충분히 덮어준다.
4. 설탕위에 발을 덮고 무거운 돌로 눌러준 다음 항아리 입구를 한지로 밀봉한다.
5. 뚜껑을 덮어서 서늘하고 통풍이 잘되는 곳에 보관하여 1차로 100일간 발효 시킨 다음 내용물을 걸러내고 발효액만 담아 2차로 100일간 발효 시킨 다음 음용한다.

■섭취방법■

효소 발효액은 30℃ 이하의 미온수에 3:7로 희석해서 매일 식사전 공복에 100cc 정도를 음용한다.

■효능■

관상동맥질환, 관절염, 구충, 당뇨병, 두통, 불면증, 설사, 소화불량, 신경통, 혈액순환, 항암보조제. 이뇨, 위염, 소변불통

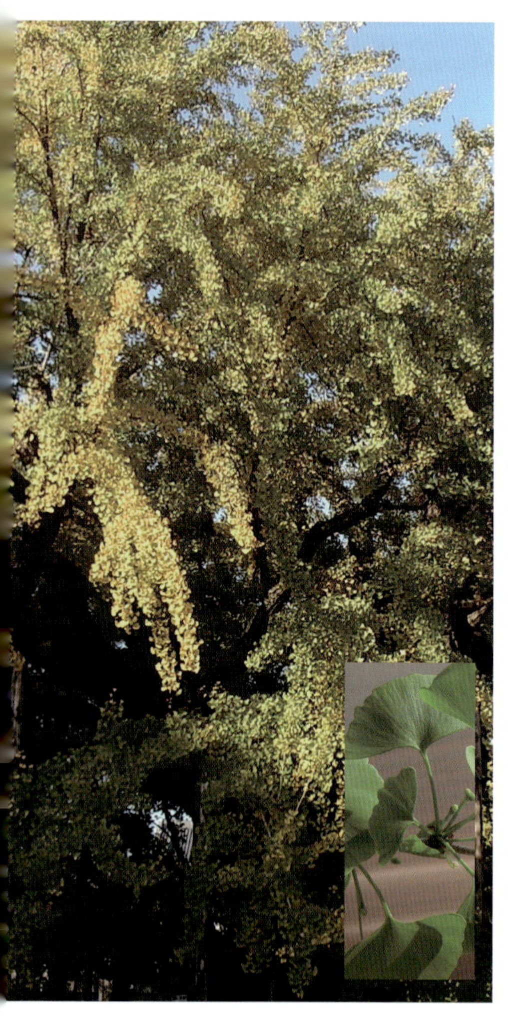

은행잎 효소

나무껍질은 회색 또는 회갈색으로 두꺼운 코르크질이 생겨 세로로 깊게 갈라진다. 잎은 어긋나고 짧은 가지에서 모여 난 것처럼 보인다. 잎몸은 부채 모양으로 흔히 2개로 갈라진다. 잎 끝에 미세하게 물결 모양의 무늬가 보이지만 양쪽은 밋밋하다. 암수딴그루이며 수꽃은 연한 노랑색으로 미상화서를 이루고, 암꽃은 녹색으로 짧은 가지 끝에 핀다. 열매는 둥근 모양으로 노랗게 익으며 겉씨껍질 안에 단단하고 2~3개의 능선이 있는 달걀 모양의 은백색 씨가 들어 있다. 열매 껍질은 물렁하고 고약한 냄새가 난다. 높이가 60m 이상 자라는 것도 있다.

효소 발효방법 1차 100일, 2차 100일

■만드는법■

1. 청정 지역의 은행잎을 채취하여 소금을 약간 넣은 물에 10시간 정도 담가서 독성을 제거한다.
2. 독성을 뺀 은행잎을 소금끼를 완전히 빠지도록 물로 여러번 세척하여 물기를 완전히 빼준다.
3. 은행잎과 설탕을 1:1의 비율로 준비하여 항아리에 은행잎을 켜켜히 깔고 사이사이에 설탕을 깔아 가며 다 담은 다음 맨위에 설탕을 충분히 덮어준다.
5. 설탕위에 발을 덮고 무거운 돌로 눌러준 다음 항아리 입구를 한지로 밀봉한다.
6. 뚜껑을 덮어서 서늘하고 통풍이 잘되는 곳에 보관하고 1차로 100일간 발효를 시킨 다음 내용물을 걸러내고 발효액만 담아 2차로 100일간 발효시킨 다음 음용한다.

■섭취방법■

효소 발효액은 30℃ 이하의 미온수에 3:7로 희석해서 매식사 30분후 100㎖정도를 음용한다.

■효능■

혈관장애 개선, 콜레스테롤 저하, 혈관확장에 의한 혈압저하, 혈액순환촉진, 노혈류증가, 심장질환, 되행성신경계, 혈관응집저해, 쇼크방지, 항알레르기, 면역력증가, 류머티스, 치매치료

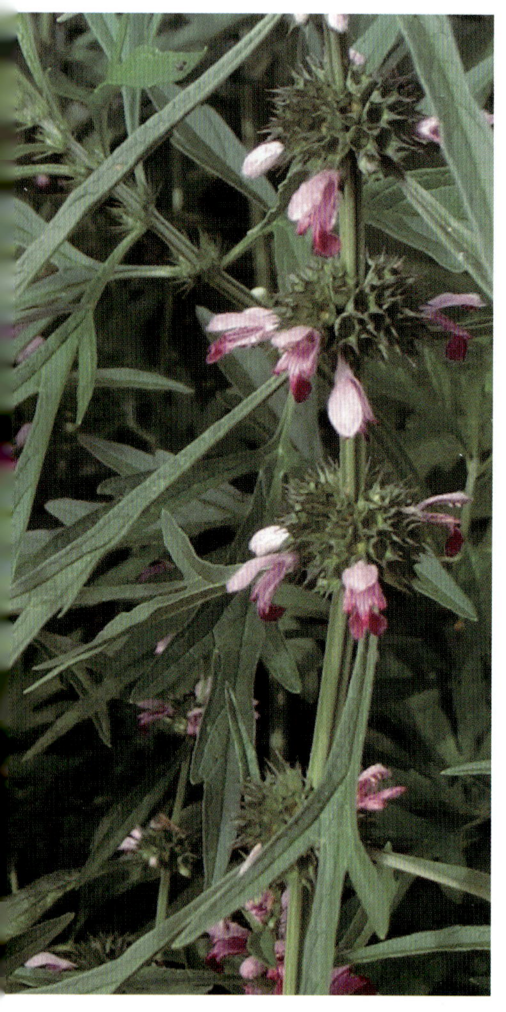

익모초 효소

가지가 갈라지고 줄기 단면은 둔한 사각형이며 흰 털이 나서 흰빛을 띤 녹색으로 보인다. 잎은 마주나는데, 뿌리에 달린 잎은 달걀 모양 원형이며 둔하게 패어 들어간 흔적이 있고, 줄기에 달린 잎은 3개로 갈라진다. 갈래조각은 깃꼴로서 다시 2~3개로 갈라지고 톱니가 있다. 꽃은 7~8월에 연한 붉은 자주색으로 피는데, 길이 6~7㎜이며 마디에 층층으로 달린다. 꽃받침은 5개로 갈라지며 화관은 입술 모양이고 2갈래로 갈라지며 아랫입술은 다시 3개로 갈라진다. 4개의 수술 중 2개가 길다. 열매는 작은 견과로서 넓은 달걀 모양이고 9~10월에 익으며 꽃받침 속에 들어 있다. 종자는 3개의 능선이 있고 길이 2~2.5㎜이다.

효소 발효방법　1차 100일, 2차 100일

■만드는법■

1. 뿌리까지 뽑아서 채취하여 일정한 크기로 잘라준다. 이
   때 뿌리 부분은 별도로 잘라서 세척해 준다.
2. 익모초와 설탕을 1:1의 비율로 준비하고 준비한 설탕의
   1/2을 설탕시럽으로 만들어 익모초를 항아리에 다 담
   은 다음 설탕시럽을 부어준다.
3. 익모초를 모두 담은 다음 남겨둔 반정도의 설탕을 충분
   히 덮어준다.
4. 설탕위에 발을 덮고 무거운 돌로 눌러준 다음 항아리
   입구를 한지로 밀봉한다.
5. 뚜껑을 덮어서 서늘하고 통풍이 잘되는 곳에 보관하여
   1차로 100일간 발효 시킨 다음 내용물을 걸러 내고 발
   효액만 담아 2차로 100일간 발효 시킨 다음 음용한다.

■섭취방법■

효소 발효액은 중독성이 있어 격일로 음용하는데 30℃
이하의 미온수에 2:8로 희석해서 아침 공복에 음용한다.

■효능■

생리불순, 산후복동, 신경통, 지궁내막염, 부종, 이뇨작
용, 종기, 젖앓이, 고혈압, 신경통, 류머티스성 관절염, 피
부습진, 자궁수축, 혈뇨, 배앓이

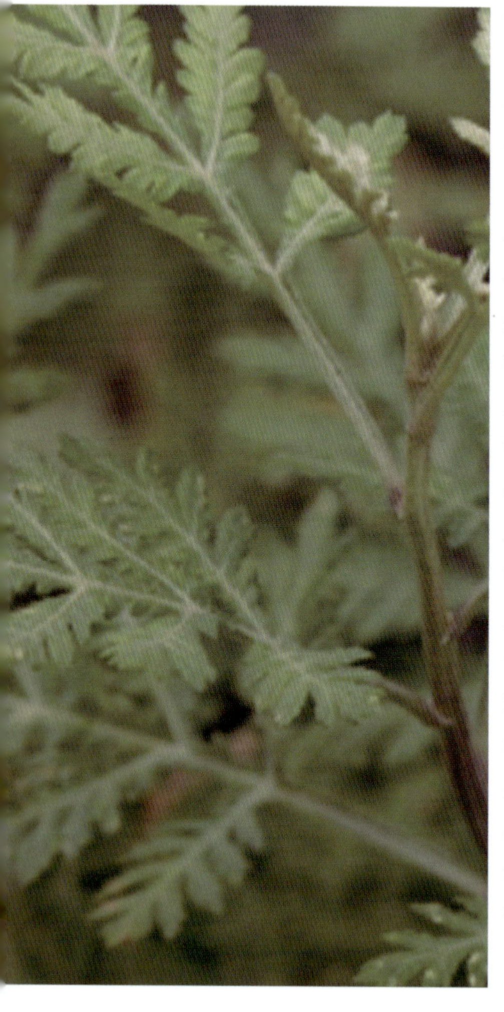

인진쑥 효소

잎은 어긋나기하고 달걀모양이며 열편은 선형이며 끝이 날카롭고, 톱니가 없거나 또는 얕은 톱니가 있다. 열매는 수과로서 둥글고 길며 1~1.5mm로 관모가 없고 11월에 성숙한다. 꽃은 황색으로 8월에 피고 머리모양꽃차례는 잎겨드랑이에서 총상으로 달리며 반구형이고 총포조각은 2~3줄로 배열되며 털이 있거나 없다. 꽃부리는 종상 원통형으로서 겉에 선점이 있고 모두 열매를 맺는다. 줄기는 높이가 1m에 달하고 모여나기하며 곧게 서고 기부가 목질화되며 윗부분에서 가지가 갈라진다. 줄이 있으며 암자색을 띠고 어린 부분에 거미줄털이 있다.

효소 발효방법 　1차 6개월, 2차 6개월

■만드는법■

1. 청정지역의 인진쑥을 채취하여 물로 깨끗이 씻어서 물기를 완전히 빼준 다음 일정한 크기로 잘라준다.
2. 인진쑥과 설탕을 1:1의 비율로 준비하여 잘 버므려 준다.
3. 버므려진 인진쑥을 항아리에 담고 인진쑥이 보이지 않을 정도로 설탕을 충분히 덮어준다.
4. 설탕위를 발을 덮고 무거운 돌로 눌러준 다음 항아리 입구를 한지로 밀봉한다.
5. 뚜껑을 덮어서 서늘하고 통풍이 잘되는 곳에 1차로 6개월간 발효을 시킨다음 내용물을 걸러내고 발효액만을 다시 담아서 2차로 6개월간 발효시킨 다음 음용한다.

■섭취방법■

효소 발효액은 30℃ 이하의 미온수에 3:7로 희석해서 매일 식사전 공복에 음용한다.

■효능■

항암, 황달, 만성간염, 소변불리, 신염, 두드러기, 피부병, 변비해소, 여성냉증, 피부미용

자두 효소

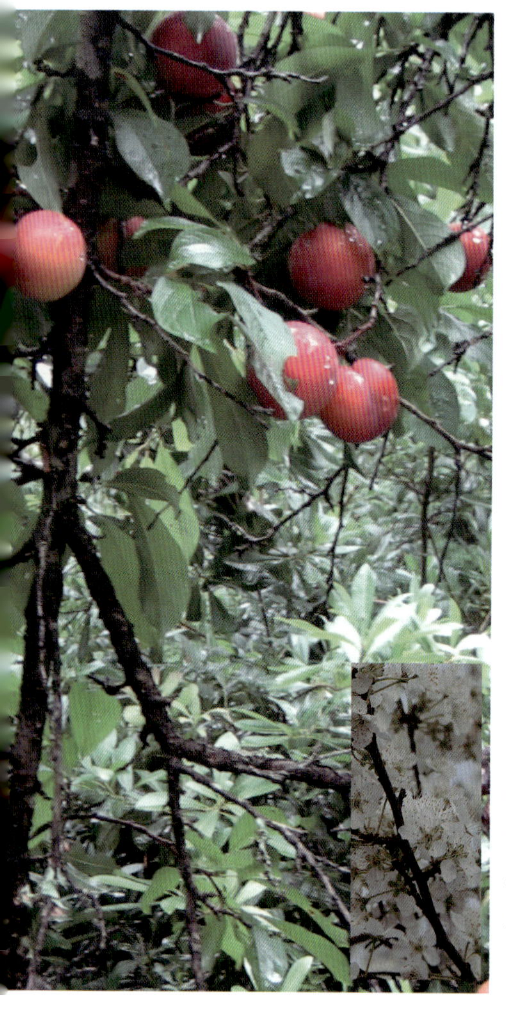

높이 10m에 달하며 나무껍질은 흑갈색으로 불규칙하게 갈라진다. 어린 가지는 적갈색으로 윤기가 있다. 어긋나게 달리는 잎은 긴 타원 모양 또는 거꾸로 세운 달걀 모양이며 끝이 뾰족하고 가장자리에 톱니가 있다. 뒷면에 털이 있다가 없어지고 잎자루 윗부분에 2~5개의 선점이 있다. 꽃은 4월에 잎보다 먼저 피는데 흰색 꽃이 흔히 3개씩 모여 가지에 가득 달린다. 꽃잎은 5개이고 거꾸로 세운 달걀 모양이며 꽃받침 조각에 톱니가 있다. 열매는 공 모양으로 겉이 흰 가루로 덮인다. 6~7월에 황색 또는 적자색으로 익는다. 씨방과 열매에 털이 없는 점과 꽃이 작은 점이 '매실나무' 와 다르다.

효소 발효방법　1차 100일, 2차 100일

■만드는법■

1. 잘익은 자두를 물로 깨끗이 씻어서 물기를 완전히 제거한 다음 일정한 크기로 잘라서 씨를 빼준다.
2. 자두와 설탕을 1:1의 비율로 준비하여 잘버므려 준다.
3. 자두를 다 담고 맨위에 설탕을 충분히 덮어 준다.
4. 설탕위에 발을 덮고 무거운 돌로 눌러준 다음 항아리 입구를 한지로 밀봉한다.
5. 뚜껑을 덮어서 서늘하고 통풍이 잘되는 곳에 보관하고 1차로 100일간 발효 시킨 다음 내용물을 걸러내고 발해액만 다시 담아 2차로 100일간 발효 시킨 다음 음용한다.

■섭취방법■

효소 발효액은 30℃ 이하의 미온수(여름에는 찬물)에 3:7로 희석해서 매식후 150cc정도를 음용한다.

■효능■

체질개선, 면역력강화, 벌레에 물린데, 각기, 더위 먹었을때, 변비, 빈혈, 안구건조증, 야맹증, 피로회복, 피부미용

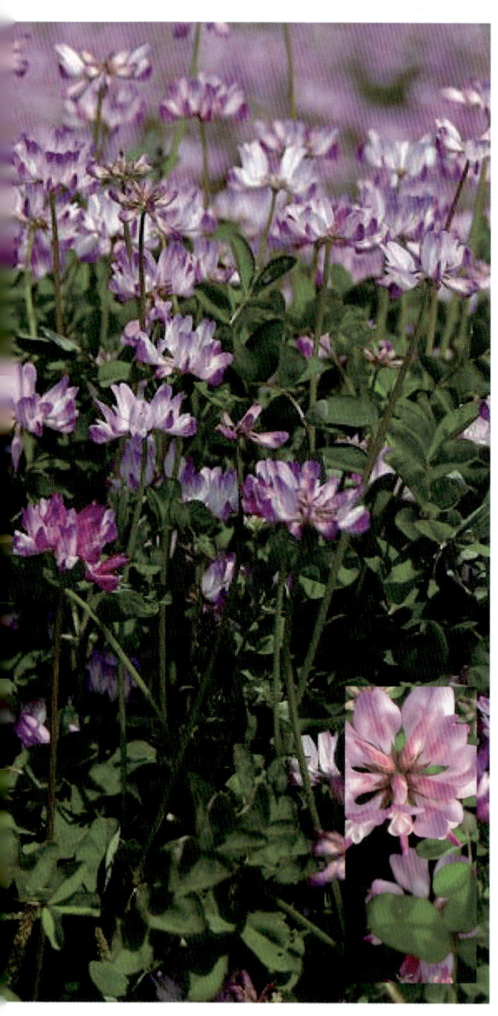

자운영 효소

연화초蓮花草 · 홍화채紅花菜 · 쇄미제碎米濟 · 야화생이라고도 한다. 밑에서 가지가 많이 갈라져 옆으로 자라다가 곧게 서서 높이 10~25㎝가 된다. 줄기는 사각형이다. 잎은 1회 깃꼴겹잎이고 작은잎은 9~11개이며 달걀을 거꾸로 세운 듯한 모양 또는 타원형이고 끝이 둥글거나 파진다. 꽃은 4~5월에 피고 길이 10~20㎝의 꽃줄기 끝에 7~10개가 산형傘形으로 달리며 홍색빛을 띤 자주색이다. 열매는 협과로 꼭지가 짧고 긴 타원형이며 6월에 익는다. 꼬투리는 검게 익고 길이 2~2.5㎝로서 2실이다. 꼬투리 속에 종자가 2~5개 들어 있고 납작하며 노란색이다.

효소 발효방법　1차 100일, 2차 100일

■만드는법■

1. 청정지역의 자운영을 채취하여 깨끗이 씻어 물기를 완전히 제거한다.
2. 일정한 크기로 자른 자운영과 설탕을 1:1의 비율로 준비하여 잘 섞어준다.
3. 준비된 자운영을 모두 담은 다음 맨위쪽에 설탕을 충분히 덮어준다.
4. 설탕위에 발을 덮고 무거운 돌을 눌러준 다음 항아리 입구를 한지로 밀봉한다.
5. 뚜껑을 덮어서 서늘하고 통풍이 잘되는 곳에 보관하여 1차로 100일간 발효 시킨 다음 내용물을 걸러내고 발효액만 담아 2차로 100일간 숙성 시킨 다음 음용한다.

■섭취방법■

효소 발효액은 30℃ 이하의 미온수에 3:7로 희석해서 음용한다.

■효능■

해열, 해독, 풍담해수, 인후통, 대상포진, 외상줄혈, 노화방지

작두콩 효소

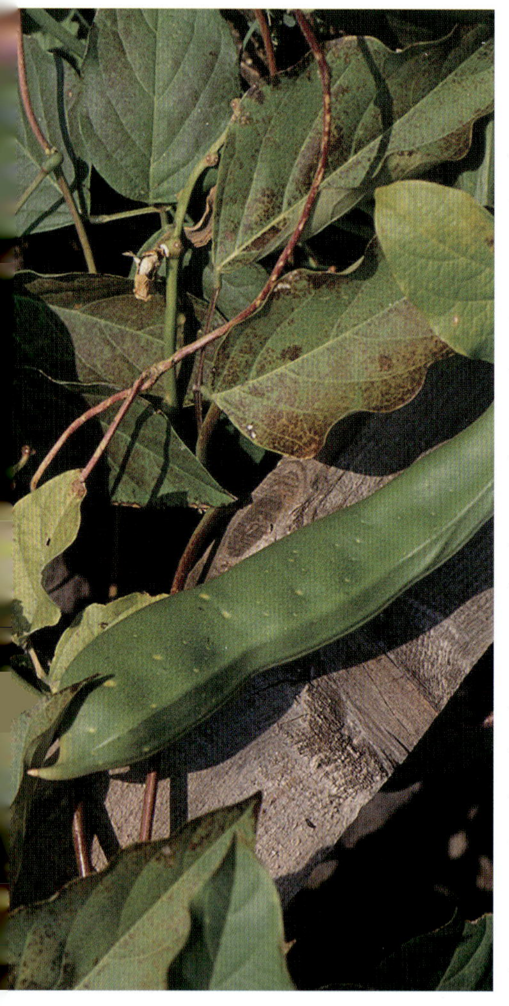

잎은 잎자루가 길고 3개의 작은잎으로 된다. 작은잎은 달걀 모양의 긴 타원형으로 끝이 뾰족하고 길이 10㎝ 정도이며 가장자리는 물결 모양이다. 꽃은 연한 홍자색 또는 흰색이고, 여름에 잎겨드랑이에서 긴 꽃줄기가 자라서 총상으로 달린다. 꼬투리 끝이 굽어 있거나 갈고리 모양을 하고 있고 길이 20~30㎝, 나비 5㎝ 내외이며 10개 내외의 콩이 들어 있다. 콩은 3cm 정도이고 한쪽에 긴 좌座가 있으며 붉은색 또는 흰색이다. 적색종은 꼬투리를 이용하고, 백색종은 콩을 주로 이용한다. 치질·축농증·중이염·위염·대장염 등에 큰 효과가 있다. 열매가 작두같이 생겼으므로 작두콩이라고 한다.

효소 발효방법 1차 100일, 2차 100일

■만드는법■

1. 작두콩을 채취하여 이물질을 제거하고 껍질째 일정한 크기로 잘라준다.
2. 작두콩과 설탕을 1:1의 비율로 준비하여 잘 섞어준다.
3. 준비된 작두콩을 항아리에 모두 담은 다음 맨위쪽에 설탕을 충분히 덮어준다.
4. 설탕위에 발을 덮고 무거운 돌로 눌러준 다음 항아리 입구를 한지로 밀봉한다.
5. 뚜껑을 덮어서 서늘하고 통풍이 잘되는 곳에 보관하여 1차로 100일간 발효 시킨 다음 내용물을 걸러내고 발효액만 담아 2차로 100일간 발효 시킨 다음 음용한다.

■섭취방법■

효소 발효액은 30℃ 이하의 미온수에 3:7로 희석해서 매일 식사전 공복에 음용한다.

■효능■

구토, 관절염, 위염, 치주염, 천식, 변비, 딸꾹질, 설사, 치질, 다이어트, 중이염, 타박상, 구내염, 상염

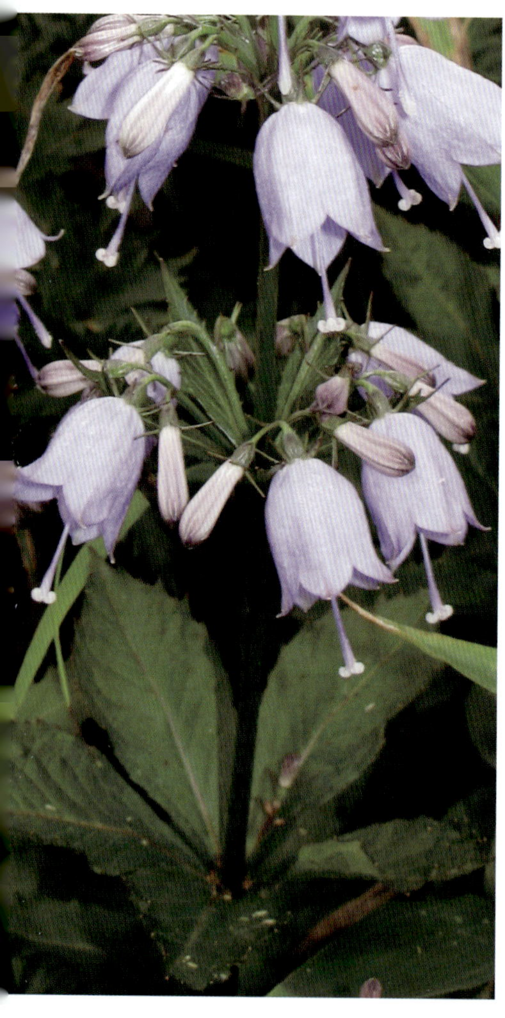

잔대 효소

사삼(沙蔘) · 딱주 · 제니라고
도 한다. 뿌리가 도라지 뿌리
처럼 희고 굵으며 원줄기는
높이 40~120㎝로서 전체적
으로 잔 털이 있다. 뿌리에서
나온 잎은 잎자루가 길고 거
의 원형이나 꽃이 필 때는 말
라 죽는다. 줄기에서 나온 잎
은 3~5개가 돌려나고 꽃줄기
에 따라 잎의 모양과 크기가
다르며 가장자리에 톱니가 있
다. 꽃은 7~9월에 피고 하늘
색이며 원줄기 끝에서 돌려나
는 가지 끝에 엉성한 원추꽃
차례로 달린다. 열매는 삭과
로서 위에 꽃받침이 달려 있
고 능선 사이에서 터진다. 연
한 부분과 뿌리를 식용한다.
잎이 넓고 털이 많은 것을 털
잔대, 꽃의 가지가 적게 갈라
지고 꽃이 층층으로 달리는
것을 층층잔대 라고 한다.

효소 발효방법　1차 100일, 2차 100일

■만드는법■

1. 잔대 전초를 채취하여 물로 깨끗이 씻고 뿌리에 흙등은 솔등을 이용하여 깨끗이 제거하여 준비한다.
2. 준비된 잔대를 일정한 크기로 잘라준 다음 잔대를 설탕과 1:1의 비율로 준비하여 잘 버므려 준다.
3. 잔대를 켜켜로 항아리에 담아가며 사이사이에 설탕을 깔아가며 담아준다.
4. 잔대를 항아리에 모두 담은 다음 맨위 부분에 잔대가 보이지 않을 정도로 설탕을 충분히 덮어준다.
5. 설탕위에 발을 덮고 무거운 돌로 눌러준 다음 항아리 입구를 한지로 밀봉한다.
6. 뚜껑을 덮어서 서늘하고 통풍이 잘되는 곳에 보관하고 1차로 100일간 발효한 다음 내용물을 걸러내고 발효액만 담아 2차로 100일간 발효시킨 다음 음용한다.

■섭취방법■

효소 발효액은 30℃ 이하의 미온수에 3:7로 희석해서 매일 아침 공복에 음용한다.

■효능■

당뇨병, 빈혈, 소화불량, 식욕부진, 위장병, 해수, 천식, 중금속 중독, 약물 중독, 식중독, 고혈압, 수족냉증, 벌레독, 종기, 피부소양

족도리풀 효소

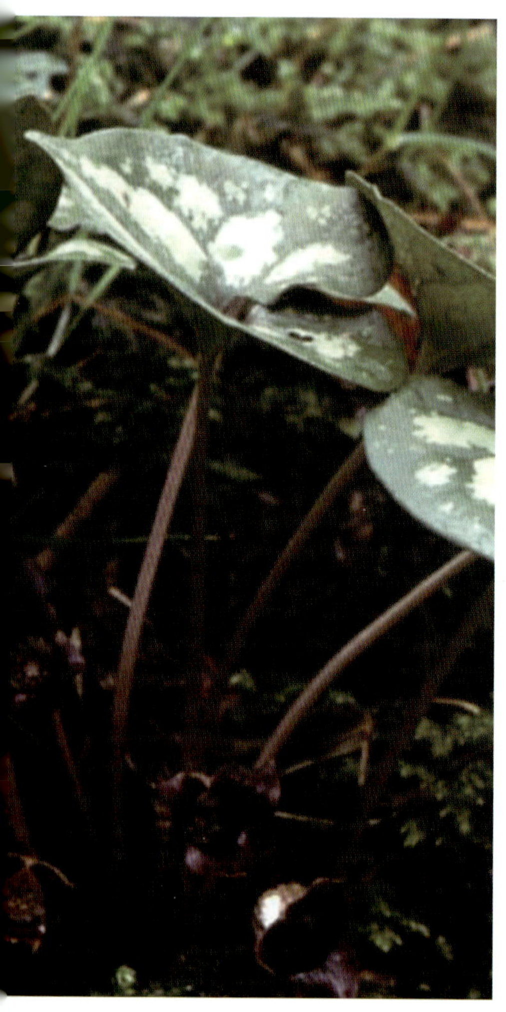

산지의 나무그늘에서 자란다. 뿌리줄기는 마디가 많고 옆으로 비스듬히 기며 마디에서 뿌리가 내린다. 잎은 보통 2개씩 나오고 긴 자루가 있으며 심장 모양으로 나비 5~10㎝이고 가장자리가 밋밋하다. 뒷면 맥 위에 잔털이 있다. 꽃은 4월에 홍자색으로 피고 잎 사이에서 꽃대가 나와서 끝에 1개의 꽃이 옆을 향하여 달린다. 꽃잎·꽃받침은 통처럼 생기고 끝이 3개로 갈라져서 다소 뒤로 젖혀진다. 수술은 12개이고 암술대는 6개로 갈라진다. 열매는 8~9월에 결실하며 장과(漿果)이고 끝에 꽃받침조각이 달려 있다.

효소 발효방법　1차 100일, 2차 100일

■만드는법■

1. 족도리풀 전초를 채취하여 물로 깨끗이 세척하여 물기를 제거하고 일정한 크기로 잘라준다.
2. 족도리풀과 설탕을 1:1의 비율로 준비하여 잘 섞어준다.
3. 준비된 족도리풀을 항아리에 모두 담은 다음 맨위쪽에 설탕을 충분히 덮어 준다.
4. 설탕위에 발을 덮고 무거운 돌로 눌러준 다음 항아리 입구를 한지로 밀봉한다.
5. 뚜껑을 덮어서 서늘하고 통풍이 잘되는 곳에 보관하여 1차로 100일간 발효 시킨 다음 내용물을 걸러내고 발효액만 담아 2차로 100일간 발효 시킨 다음 음용한다.

■섭취방법■

효소 발효액은 30℃ 이하의 미온수에 3:7로 희석해서 매일 아침 공복에 음용한다.

■효능■

두통, 신경통, 요통, 치통, 근육통, 감기, 만성 기관지염, 어혈, 간염, 류머티스성 관절염, 안질, 월경중단, 사지마비, 중풍, 축농증, 비염, 천식, 구내염, 무기력증, 진정, 진통, 항염, 면역억제작용, 항알러지

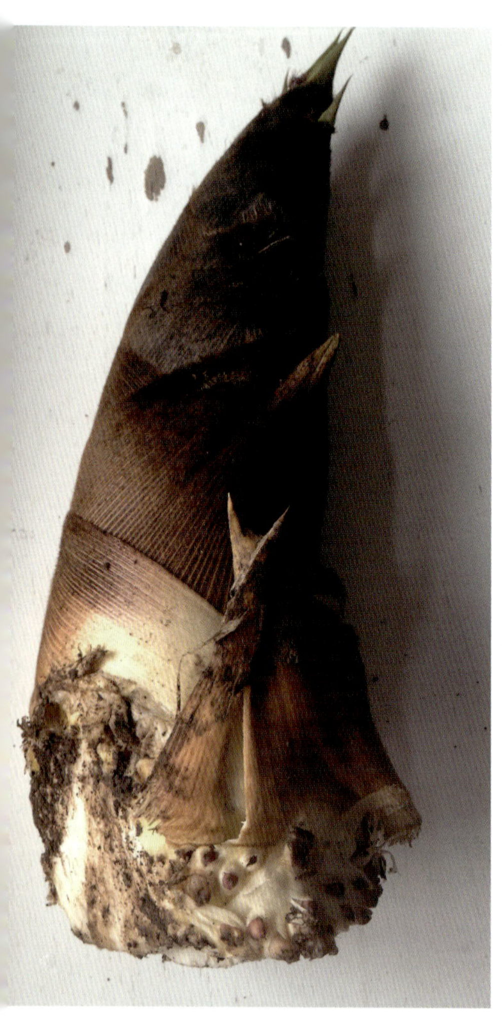

죽순 효소

죽순은 대나무류의 땅속줄기에서 돋아나는 어리고 연한 싹이다. 아직 자라지 않은 마디 사이와 그것을 가로지르는 마디가 교대로 빽빽하게 늘어서 있다. 마디에는 1장씩의 대나무껍질이 좌우 2줄로 마주보면서 붙어 있고 아래쪽 마디의 바로 위에는 고리 모양으로 배열한 짧은 뿌리가 있다. 대나무의 껍질은 잎집이 발달한 것인데, 상단에는 잎(잎몸)에 해당하는 소편小片이 붙어 있고, 눈(가지)은 잎집 밑동의 중앙마디 위에 붙어 있다. 보통 왕대·솜대·죽순대 등의 죽순을 식용하는데 죽순대의 죽순을 상품으로 꼽는다. 단백질·당질·지질·섬유·회분灰分 외에 칼슘·인·철·염분 등이 함유되어 있다.

효소 발효방법 　1차 100일, 2차 100일

■만드는법■

1. 죽순은 껍질을 벗겨서 준비한다.
2. 죽순을 일정한 크기로 잘라서 설탕과 1:1의 비율로 준비하여 잘 버므려 준다.
3. 버므린것을 모두 담은 다음 맨위에 설탕을 충분히 덮어 준다.
4. 설탕위에 발을 덮고 무거운 돌로 눌러준 다음 항아리 입구를 한지로 밀봉한다.
5. 뚜껑을 덮어서 서늘하고 통풍이 잘되는 곳에 보관하여 1차로 100일간 발효 시킨 다음 내용물을 걸러내고 발효액만 담아 2차로 100일간 발효 시킨 다음 음용한다.

■섭취방법■

효소 발효액은 30℃ 이하의 미온수에 3:7로 희석해서 식사전에 음용한다.

■효능■

항암, 해열, 이뇨, 혈당증가, 구토, 소염, 경간, 주독, 유산, 객혈, 파상풍, 진통, 중풍, 장기능조절, 만성간염

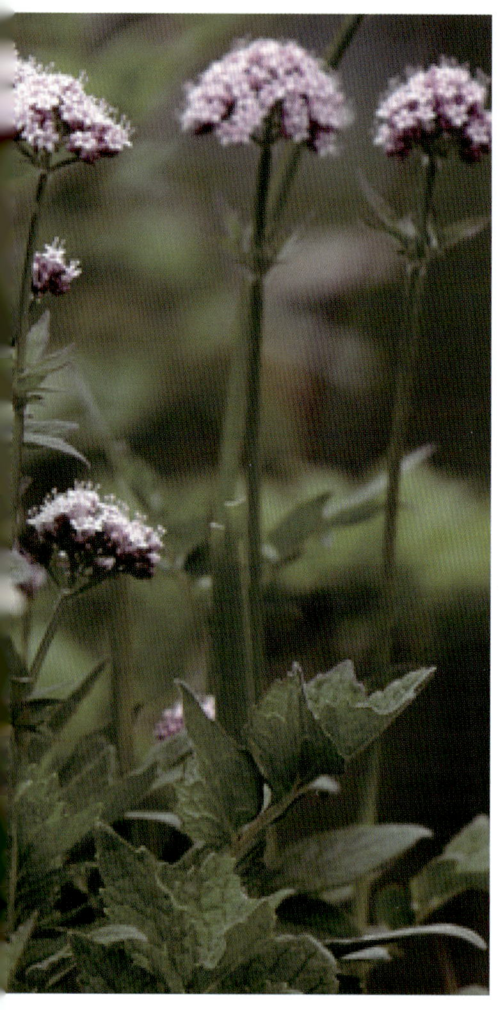

쥐오줌풀 효소

땅속에서 가는 뿌리줄기가 옆으로 뻗으면서 번식하고, 뿌리는 수염뿌리이며 쥐 오줌 냄새와 비슷한 독특한 향기가 난다. 줄기는 곧게 서고 높이가 40~80㎝이며 모가 난 줄이 있고 속이 비었으며 10여 개의 마디가 있다. 뿌리에서 나온 잎은 꽃이 필 때 말라 없어진다. 꽃은 5~8월에 연한 붉은빛으로 피고 가지와 줄기 끝에 산방꽃차례를 이루며 달린다. 열매는 건과이고 바소꼴이며 윗부분에 꽃받침이 관모처럼 달려 있다. 어린순을 나물로 먹는다. 열매에 털이 있는 것을 광릉쥐오줌풀, 잎의 갈라진 조각 가장자리에 톱니가 없는 것을 긴잎쥐오줌풀이라고 한다.

효소 발효방법   1차 100일, 2차 100일

■만드는법■

1. 봄에 쥐오줌풀 전초를 채취하여 물로 깨끗이 세척해 물 기를 완전히 제거한 다음 일정한 크기로 잘라준다.
2. 쥐오줌풀과 설탕을 1:1의 비율로 준비하여 잘 섞어준 다.
3. 준비된 쥐오줌풀을 모두 담은 다음 맨위쪽에 설탕을 충 분히 덮어준다.
4. 설탕위에 발을 덮고 무거운 돌로 눌러준 다음 항아리 입구를 한지로 밀봉한다.
5. 뚜껑을 덮어서 서늘하고 통풍이 잘되는 곳에 보관하여 1차로 100일간 발효 시킨 다음 내용물을 걸러내고 발 효액만 담아 2차로 100일간 발효 시킨 다음 음용한다.

■섭취방법■

효소 발효액은 30℃ 이하의 미온수에 3:7로 희석해서 아 침 저녁으로 공복에 음용한다.

■효능■

고혈압, 위통, 정신불안, 요통, 월경불순, 무월경, 월경관 란, 히스테리, 심근염, 산후 심장병, 류머티스성 심장병, 위장경련, 관절염, 외상출혈

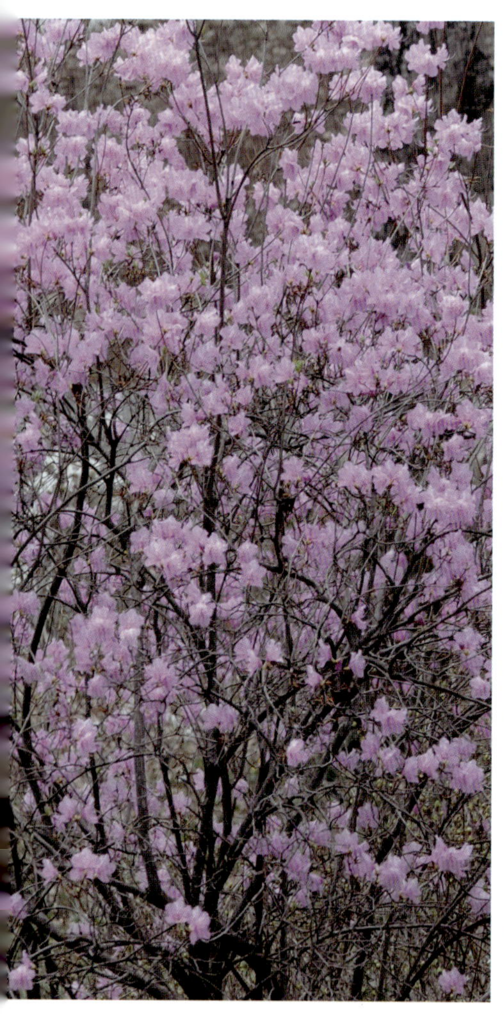

진달래 꽃 효소

높이는 2~3m이고 줄기 윗부분에서 많은 가지가 갈라지며, 작은가지는 연한 갈색이고 비늘조각이 있다. 잎은 어긋나고 긴 타원 모양의 바소꼴 또는 거꾸로 세운 바소꼴이며 양끝이 좁으며 가장자리가 밋밋하다. 잎 표면에는 비늘 조각이 약간 있고, 뒷면에는 비늘 조각이 빽빽이 있으며 털이 없다. 꽃은 4월에 잎보다 먼저 피고 가지 끝 부분의 곁눈에서 1개씩 나오지만 2~5개가 모여 달리기도 한다. 화관은 벌어진 깔때기 모양이고 지름이 4~5㎝이며 붉은빛이 강한 자주색 또는 연한 붉은 색이고 겉에 털이 있으며 끝이 5개로 갈라진다. 열매는 삭과이고 길이 2㎝의 원통 모양이며 끝 부분에 암술대가 남아 있다.

효소 발효방법 1차 100일, 2차 100일

■만드는법■

1. 청정지역에서 진달래 꽃을 채취하여 꽃술을 제거하고 꽃잎만을 준비한다.
2. 진달래 꽃잎과 설탕을 1:1의 비율로 준비하여 잘 섞어 준다.
3. 설탕과 잘 썩어진 진달래 꽃잎을 모두 담은 다음 맨위쪽에 설탕을 충분히 덮어준다.
4. 설탕위에 발을 덮고 무거운 돌로 눌러준 다음 항아리 입구를 한지로 밀봉한다.
5. 뚜껑을 덮어서 서늘하고 통풍이 잘되는 곳에 보관하여 1차로 100일간 발효 시킨 다음 내용물을 걸러내고 발효액만 담아 2차로 100일간 발효 시킨 다음 음용한다.

■섭취방법■

효소 발효액은 30℃ 이하의 미온수에 3:7로 희석해서 매일 식사전 공복에 100cc 정도를 음용한다.

■효능■

급성, 만성 기관지염, 관절염, 고혈압, 혈액순환촉진, 지혈, 월경불순, 자궁출혈, 류마티스성 관절염, 두통, 타박상, 해수

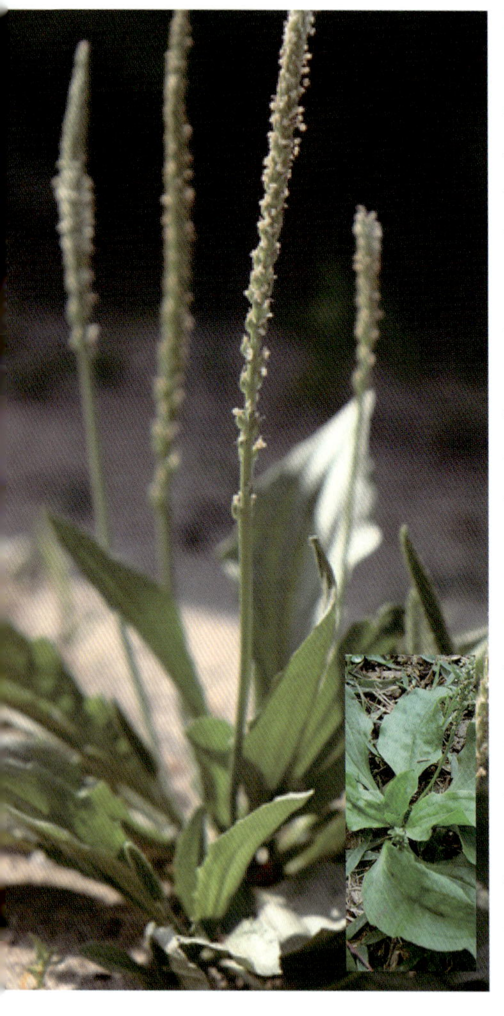

질경이 효소

줄기는 없고, 잎은 뿌리에서 뭉쳐 나오며 타원 모양 또는 달걀 모양이고 5개의 나란히 맥이 뚜렷하고 가장자리에 물결 모양의 톱니가 있다. 잎자루는 잎몸과 길이가 비슷하고 밑 부분이 넓어져서 서로 얼싸안는다. 꽃은 6~8월에 흰색으로 피고 잎 사이에서 나온 꽃줄기 윗부분에 수상꽃차례를 이루며 빽빽이 달린다. 열매는 삭과이고 꽃받침 길이의 2배이며 익으면 가운데 부분이 옆으로 갈라져 뚜껑처럼 열리고 6~8개의 종자가 나온다. 종자는 길이가 2㎜이고 검은 색이다. 어린잎은 식용한다. 한방에서는 잎을 차전車前, 종자를 차전자車前子라는 약재로 사용한다.

효소 발효방법 1차 100일, 2차 100일

■만드는법■

1. 청정지역에서 질경이를 채취하여 흐르는 물에 뿌리를 제거하고 깨끗이 세척한다.
2. 질경이의 포기를 갈라서 이물질을 제거하고 물기를 완전히 제거한다.
3. 질경이와 설탕을 1:1의 비율로 준비하여 잘 섞어준다.
4. 질경이를 켜켜로 넣으며 설탕도 사이사이에 넣어주며 모두 담은 다음 맨위쪽에 설탕을 충분히 덮어준다.
5. 설탕위를 발을 덮고 무거운 돌로 눌러준 다음 항아리 입구를 한지로 밀봉한다.
6. 뚜껑을 덮어서 서늘하고 통풍이 잘되는 곳에 보관하고 1차로 100일간 발효 시킨 다음 내용물을 걸러내고 발효액만 담아 2차로 100일간 발효 시킨 다음 음용한다.

■섭취방법■

효소 발효액은 30℃ 이하의 미온수에 3:7로 희석해서 매일 식사전 공복에 음용한다.

■효능■

이뇨, 해수, 진해, 해독, 변비, 천식, 안질, 심장병, 출혈, 관절통, 위장병, 산후복통, 신경쇠약, 두통, 축농증, 피부궤양, 뇌질환

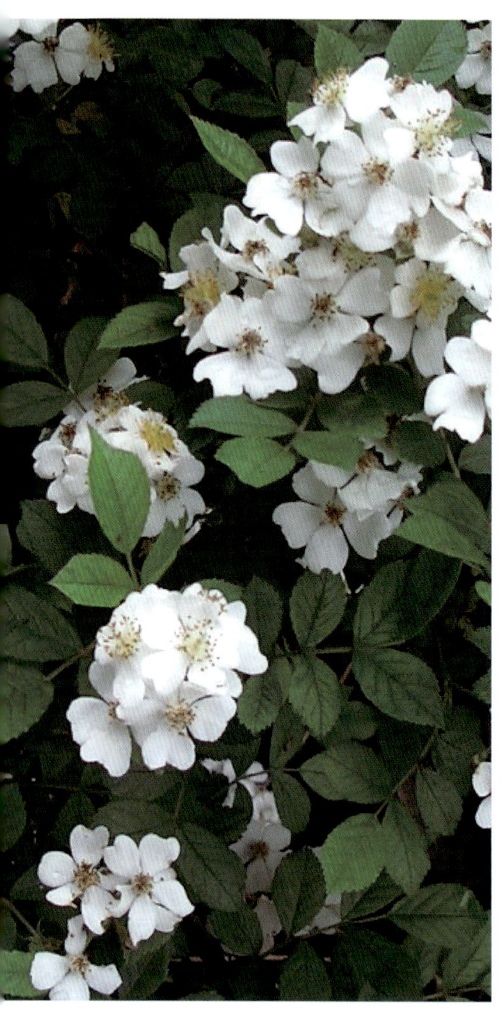

찔레순 효소

높이는 1~2m이고 가지가 많이 갈라지며, 가지는 끝 부분이 밑으로 처지고 날카로운 가시가 있다. 잎은 어긋나고 5~9개의 작은잎으로 구성된 깃꼴겹잎이다. 잎 표면에 털이 없고, 뒷면에 잔털이 있으며, 턱잎은 아랫부분이 잎자루 밑 부분과 붙고 가장자리에 빗살 같은 톱니가 있다. 꽃은 5월에 흰색 또는 연한 붉은색으로 피고 새 가지 끝에 원추꽃차례를 이루며 달린다. 꽃잎은 달걀을 거꾸로 세운 모양이고 끝 부분이 파지며 향기가 있다. 열매는 둥글고 지름이 6~9㎜이며 9월에 붉은 색으로 익고 길이 2~3㎜의 수과가 많이 들어 있다. 한방에서는 열매를 영실營實이라 하여 약재로 사용한다.

효소 발효방법　1차 100일, 2차 100일

■만드는법■

1. 찔레순을 채취하여 물로 깨끗이 세척한 다음 물기를 완전히 빼준다.
2. 찔레순과 설탕을 1:1의 비율로 준비하여 잘 섞어준다.
3. 준비된 찔레순을 모두 담은 다음 맨위쪽에 설탕을 충분히 덮어준다.
4. 설탕위에 발을 덮고 무거운 돌로 눌러준 다음 항아리 입구를 한지로 밀봉한다.
5. 뚜껑을 덮어서 서늘하고 통풍이 잘되는 곳에 보관하여 1차로 100일간 발효 시킨 다음 내용물을 걸러내고 발효액만 담아 2차로 100일간 발효 시킨 다음 음용한다.

■섭취방법■

효소 발효액은 30℃ 이하의 미온수에 3:7로 희석해서 매일 식사전 100㎖씩 음용한다.

■효능■

이뇨, 해열, 혈액순환, 해독, 신장염, 부종, 월경통, 소변불리

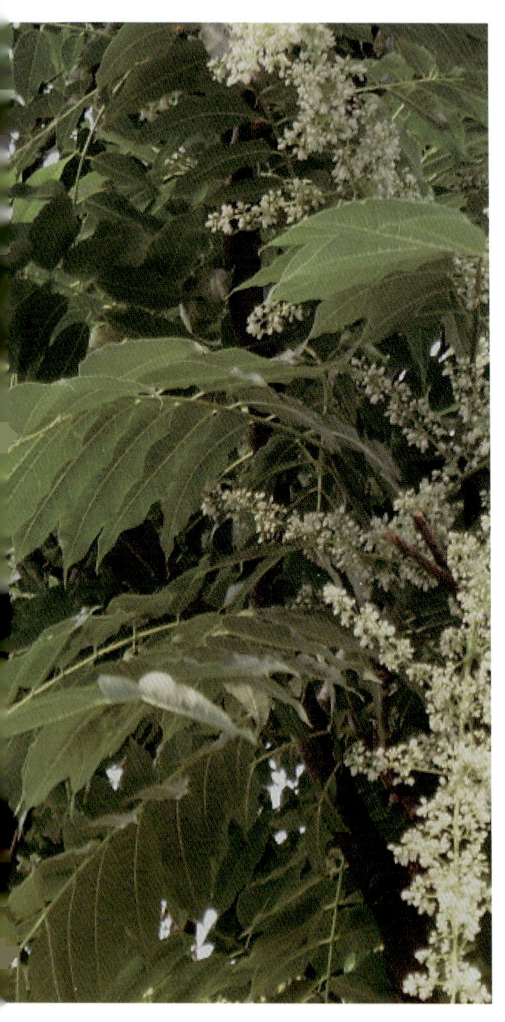

참죽나무순 효소

높이 20m에 달하고 독특한 냄새가 난다. 줄기는 얕게 갈라지며 붉은색이고 가지는 굵고 적갈색이다. 잎은 어긋나고 깃꼴겹잎이다. 꽃은 6월에 피고 흰색이며 종처럼 생기고 양성화로 원추꽃차례에 달린다. 열매는 삭과로 긴 타원형이고 길이 2.5㎝이며 5개로 갈라지고 밑부분은 합쳐진다. 종자는 타원형으로 10월에 익으며 윗부분에 긴 날개가 있어 열매가 벌어짐과 동시에 사방으로 흩어진다. 새순은 붉은빛이 돌기 때문에 아름답고, 식용으로 한다. 목재는 흑갈색이며 무늬가 아름다워 가구재로 이용한다. 뿌리의 껍질은 수렴제收斂劑로 사용한다.

효소 발효방법 1차 100일, 2차 100일

■만드는법■

1. 4월경에 참죽나무의 순을 채취하여 물로 깨끗이 씻어서 물기를 완전히 빼준다.
2. 참죽나무 순과 설탕을 1:1의 비율로 준비하여 잘 섞어준다.
3. 참죽나무 순을 켜켜로 담고 설탕을 깔아가며 모두 담은 다음 맨위쪽에 설탕을 충분히 덮어준다.
4. 설탕위에 발을 덮고 무거운 돌로 눌러준 다음 항아리 입구를 한지로 밀봉한다.
5. 뚜껑을 덮어서 서늘하고 통풍이 잘되는 곳에 보관하여 1차로 100일간 발효 시킨 다음 내용물을 걸러내고 발효액만 담아 2차로 100일간 발효 시킨 다음 음용한다.

■섭취방법■

효소 발효액은 30℃ 이하의 미온수에 3:7로 희석해서 매일 식사전 공복에 50cc 정도를 음용한다.

■효능■

소염, 해독, 살충, 장염, 이질, 종기, 항염, 항균작용(폐렴구균, 장티푸스균, 이질균, 포도상구균, 대장균, 곰팡이균).

참취 효소

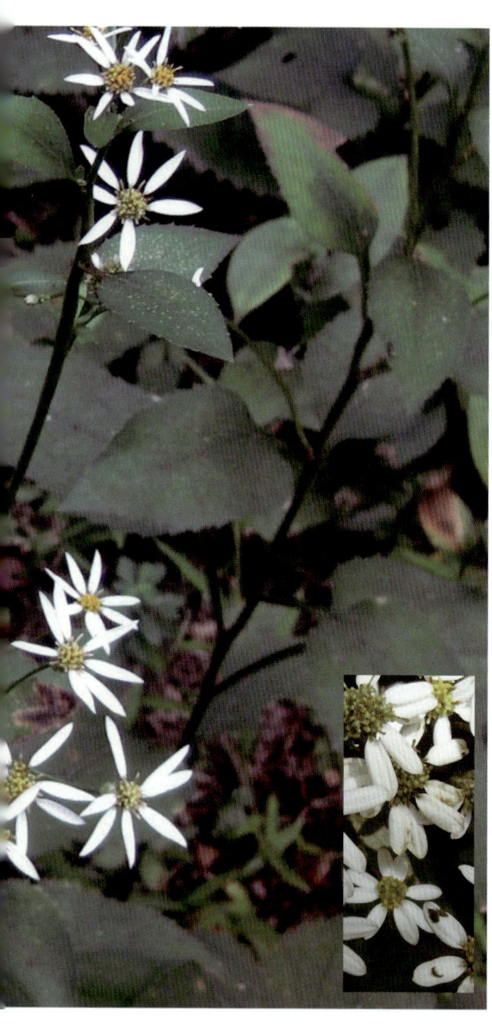

높이 1~1.5m로 윗부분에서 가지가 산방상으로 갈라진다. 뿌리잎은 자루가 길고 심장 모양으로 가장자리에 굵은 톱니가 있으며 꽃필 때쯤 되면 없어진다. 줄기잎은 어긋나고 밑부분의 것은 뿌리잎과 비슷하며 잎자루에 날개가 있으며 거칠고 양면에 털이 있으며 톱니가 있다. 중앙부의 잎은 위로 올라가면서 점차 작아지고, 꽃이삭 밑의 잎은 타원형 또는 긴 달걀 모양이다. 잎에 무성아 비슷한 것이 생기는 것은 벌레집이다. 꽃은 8~10월에 피고 흰색이며 두화는 산방꽃차례로 달린다. 포는 3줄로 배열하고 설상화舌狀花는 6~8개이며 관상화管狀花는 노란색이다. 열매는 수과로 11월에 익는다. 어린순을 취나물이라고 하며 식용한다.

효소 발효방법 — 1차 100일, 2차 100일

■만드는법■

1. 참취를 채취하여 흐르는 물에 세척하여 물기를 빼준다.
2. 참취잎을 10장 단위로 둥굴게 말아서 묶어준다(나중에 1차 발효를 끝내고 걸래낸 참취를 그대로 꺼내서 조선간장에 담가두면 참취 잎 장아찌가 된다).
3. 준비된 참취와 설탕을 1;1의 비율로 준비하여 참취를 한켜 깔고 설탕을 한켜씩 깔으면서 모두 담은 다음 맨 위쪽에 설탕을 충분히 덮어준다.
4. 설탕위에 발을 덮고 무거운 돌로 눌러준 다음 항아리 입구를 한지로 밀봉한다.
5. 뚜껑을 덮어서 서늘하고 통풍이 잘되는 곳에 보관하여 1차로 100일간 발효 시킨 다음 내용물을 걸러내고 발효액만 담아 2차로 100일간 발효 시킨 다음 음용한다.

■섭취방법■

효소 발효액은 30℃ 이하의 미온수에 3:7로 희석해서 매일 아침 공복에 음용한다.

■효능■

혈액순환촉진, 이담, 진통, 활달, 간염, 해소, 인후통, 소화불량, 거담, 건위, 요통, 부스럼, 타박상, 독사에 물린 상처치료

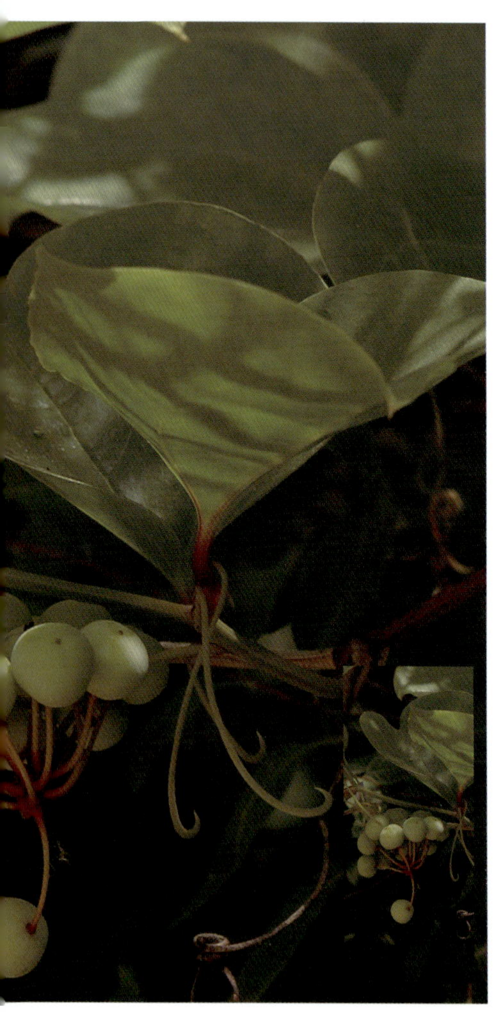

청미래덩굴 효소

굵고 딱딱한 뿌리줄기가 꾸불꾸불 옆으로 길게 벋어간다. 줄기는 마디마다 굽으면서 2m 내외로 자라고 갈고리 같은 가시가 있다. 잎은 어긋나고 원형·넓은 달걀 모양 또는 넓은 타원형이며 두껍고 윤기가 난다. 잎자루는 짧고 턱잎이 칼집 모양으로 유착하며 끝이 덩굴손이다. 꽃은 단성화로 황록색이며 5월에 산형꽃차례傘形花序를 이룬다. 열매는 둥글며 지름 1㎝ 정도이고 9~10월에 붉은색으로 익으며, 명감 또는 망개라고 한다. 열매는 식용하며 어린 순은 나물로 먹는다. 줄기가 곧고 가지가 많으며 잎이 작은 것을 좀청미래라고 한다.

효소 발효방법　1차 100일, 2차 100일

■만드는법■

1. 청정지역에서 청미래 덩굴의 새순과 잎을 따서 물로 깨끗이 씻어서 물기를 완전히 빼준다.
2. 청미래 덩굴의 잎과 새순을 설탕과 1:1의 비율로 준비하여 둔다.
3. 청미래 덩굴 잎과 새순을 한켜씩 넣고 설탕을 한켜씩 깔아가며 모두 담은 다음 맨위쪽에 설탕을 충분히 덮어준다.
4. 설탕위에 발을 덮고 무거운 돌로 눌러준 다음 항아리 입구를 한지로 밀봉한다.
5. 뚜껑을 덮어서 서늘하고 통풍이 잘되는 곳에 보관하여 1차로 100일간 발효 시킨 다음 내용물을 걸러내고 발효액만 담아 2차로 100일간 발효 시킨 다음 음용한다.

■섭취방법■

효소 발효액은 30℃ 이하의 미온수에 3:7로 희석해서 매 식후 1시간 후에 음용한다.

■효능■

간경화, 관질염, 급성 백혈병, 만성 신염, 당뇨병, 렙토스피라병, 매독, 방광염, 복통, 부스럼, 수은중독, 소화불량, 결장암, 식도암, 위암, 간암, 자궁암, 직장암, 코암, 폐암, 신우신염, 임파선염, 장염, 적혈구 헤모글로빈 증가

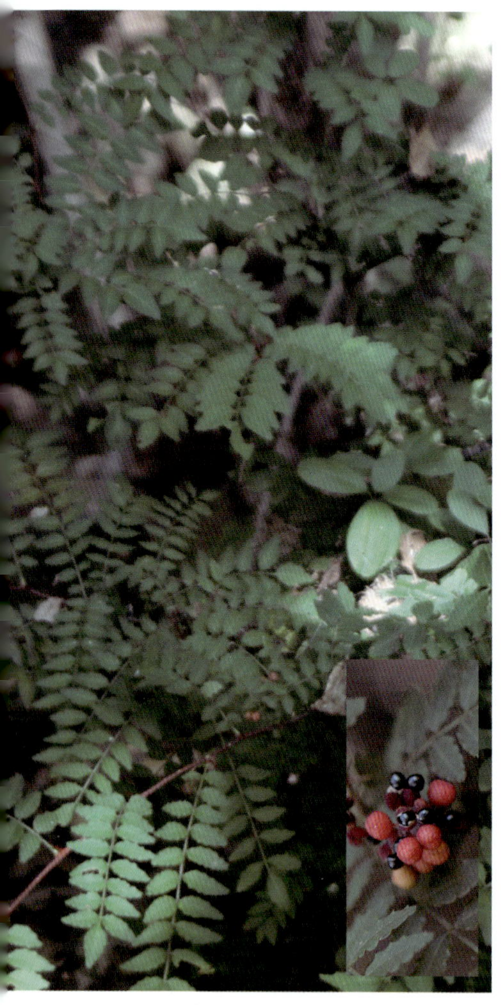

초피나무 효소

턱잎이 변한 가시가 잎자루 밑에 1쌍씩 달리며 가시는 밑으로 약간 굽는다. 잎은 어긋나고 홀수 1회 깃꼴겹잎이다. 꽃은 5~6월에 피고 단성화이며 잎겨드랑이에 산방상꽃차례로 달리고 황록색이다. 꽃받침조각은 5개이고 수꽃에는 5개의 수술이 있으며 암꽃에는 떨어진 씨방과 2개의 암술대가 있다. 열매는 2분과分果로 9월에 붉게 익으며 검은 종자가 나온다. 어린 잎을 식용, 열매를 약용 또는 향미료香味料로 사용하고 열매의 껍질은 향신료로 쓰인다. 우리나라 경상도 지방에서는 제피나무라고도 부르는데 열매의 껍질을 '제피' 라고 불렀고 시골에서는 '고초' 라고 부르기도 하였다.

효소 발효방법　1차 1년, 2차 1년

■만드는법■

1. 초피나무 잎을 채취하여 물로 깨끗이 씻어 물기를 완전히 빼준다.
2. 초피나무 잎과 설탕을 1:1의 비율로 준비하여 초피나무 잎을 켜켜로 항아리에 담고 켜켜 사이에 설탕을 깔아가며 담는다.
3. 맨위에 초피나무 잎이 보이지 않을 정도로 설탕을 충분히 덮어 준다.
4. 설탕위에 발을 덮고 무거운 돌로 눌러주고 항아리 입구를 한지로 밀봉한다.
5. 뚜껑을 덮어서 서늘하고 통풍이 잘되는 곳에 보관하여 1차로 1년간 발효를 시킨 다음 내용물을 걸러 내고 발효액 만을 항아리에 담아 다시 2차로 1년간 숙성을 시킨 다음 음용한다.

■섭취방법■

효소 발효액은 30℃ 이하의 미온수에 3:7로 희석해서 매일 아침 공복에 음용한다.

■효능■

해독효과, 진통효과, 시력보호, 체온유지, 신장염, 심장통완호, 담즙분비, 통증완화

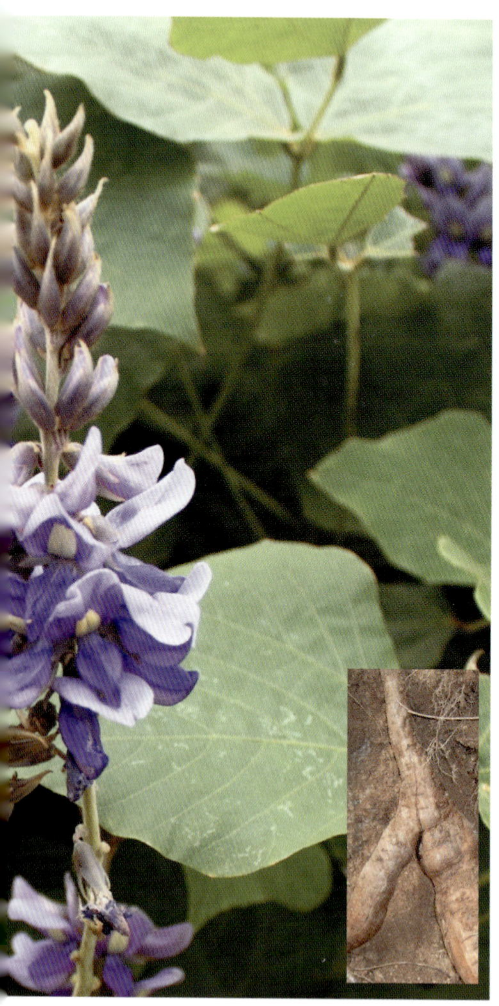

칡 효소

줄기는 매년 굵어져서 굵은 줄기를 이루기 때문에 나무로 분류된다. 줄기는 길게 뻗어 가면서 다른 물체를 감아 올라가고 갈색 또는 흰색의 털이 있으나 새로 생긴 줄기에만 달려있고 곧 없어진다. 잎은 어긋나기로 달리고 잎자루가 길며 세 장의 작은잎이 나온 잎이다. 꽃은 8월에 붉은빛이 도는 자주색으로 피고 잎겨드랑이에 길이 10~25cm의 총상꽃차례를 이루며 많은 수가 달린다. 포는 길이 8~10mm의 줄 모양이고 긴 털이 있으며, 작은포는 좁은 달걀 모양 또는 넓은 바소꼴이다. 꽃의 모양은 나비 모양이다. 열매는 협과이고 길이 4~9cm의 넓은 줄 모양이며 굵은 털이 있고 9~10월에 익는다.

효소 발효방법　1차 4개월, 2차 100일

■만드는법■

1. 칡 뿌리를 채취한다. 칡 뿌리는 11월에서 3월 사이에 채취하는 것이 약성이 가장 좋다. 칡 뿌리를 작두등을 이용하여 잘게 썰어준다.
2. 칡과 설탕을 1:1의 비율로 준비하여 잘 섞어준다.
3. 준비된 칡을 항아리에 켜켜로 담고 사이사이에 설탕을 깔아주면서 모두 담은 다음 맨위쪽에 설탕을 충분히 덮어준다.
4. 설탕위에 발을 덮고 무거운 돌을 눌러준 다음 항아리 입구를 한지로 밀봉한다.
5. 뚜껑을 덮어서 서늘하고 통풍이 잘되는 곳에 보관하여 1차로 4개월간 발효 시킨 다음 내용물을 걸러내고 발효액만 담아 2차로 100일간 발효 시킨 다음 음용한다.

■섭취방법■

효소 발효액은 30℃ 이하의 미온수에 3:7로 희석해서 음용한다.

■효능■

숙취제거, 갈증해소, 간기능강화, 피로회복, 중금속 배출, 식욕촉진

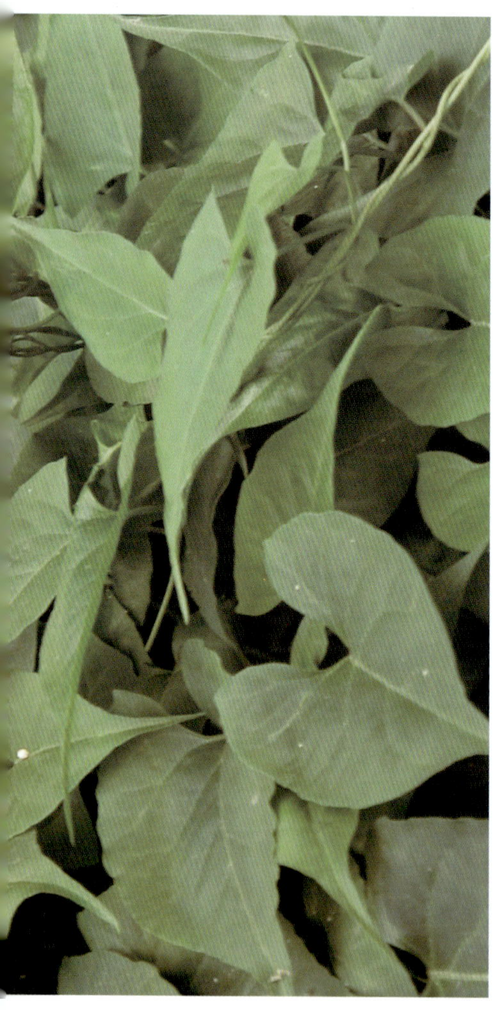

하수오 효소

뿌리줄기가 땅속으로 벋으면서 군데군데 고구마같이 굵은 덩이뿌리가 생긴다. 원줄기는 가지가 갈라지면서 길게 벋어가고 털이 없다. 잎은 어긋나고 달걀 모양 심장형이며 끝이 뾰족하다. 꽃은 8~9월에 흰색으로 피어 원추꽃차례로 달리고 2가화이다. 꽃받침은 5개로 깊게 갈라지고 처음에는 짧지만 꽃이 피면 좀더 길어진다. 꽃잎은 없고 수술은 8개, 암술대는 3개이다. 열매는 수과로서 넓은 달걀을 거꾸로 세운 듯한 모양이고 꽃받침으로 싸이며 3개의 날개가 있다. 이와 비슷한 것에는 나도하수오가 있으며, 높은산의 능선과 계곡에서 자란다.

효소 발효방법　1차 100일, 2차 100일

■만드는법■

1. 하수오를 채취하여 칫솔등을 이용하여 깨끗이 세척해서 물기를 완전히 빼준다.
2. 얇게 썰은 하수오와 설탕을 1:1의 비율로 준비하여 잘 섞어준다.
3. 준비된 하수오를 항아리에 모두 담고 맨위쪽에 설탕을 충분히 덮어준다.
4. 설탕위에 발을 덮고 무거운 돌로 눌러준 다음 항아리 입구를 한지로 밀봉한다.
5. 뚜껑을 덮어서 서늘하고 통풍이 잘되는 곳에 보관하여 1차로 100일간 발효 시킨 다음 내용물을 걸러내고 발효액만 담아 2차로 100일간 발효 시킨 다음 음용한다.

■섭취방법■

효소 발효액은 30℃ 이하의 미온수에 3:7로 희석해서 매일 아침 공복에 음용한다.

■효능■

보간, 보신, 병후쇠약, 혈허증, 가슴두근거림, 불면증, 신경쇠약, 조백(머리카락이 일찍 희어지는것), 변비, 학질, 치질

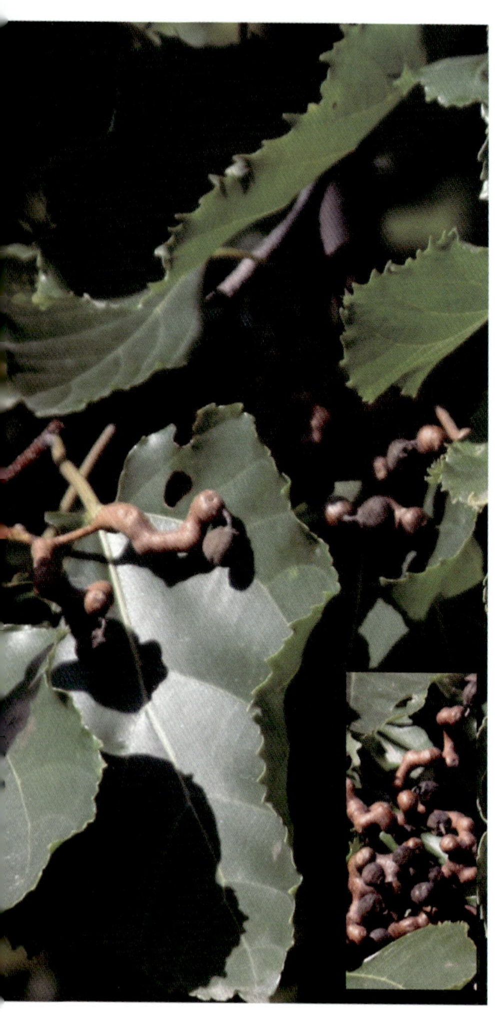

헛개나무 잎 효소

높이 10~17m 이고 수피樹皮는 흑회색이며 작은가지는 갈자색褐紫色으로 피목皮目이 있다. 겨울눈은 2개의 눈비늘芽鱗로 싸여 있으며 털이 있다. 잎은 길이 8~15 cm이며 어긋나고 넓은 난형 또는 타원형이다. 잎에 3개의 굵은 잎맥이 발달하고 가장자리에 잔톱니가 있다. 자웅동주로 6~7월에 흰색 꽃이 피는데 양성화兩性花이다. 열매는 9~10월에 얻을 수 있고 갈색이 돌고 지름 8㎜ 정도이며 닭의 발톱 모양이다. 열매의 3실에 각각 1개씩의 종자가 들어 있다. 종자는 다갈색이고 윤기가 있다. 열매가 익을 무렵이면 과경果莖이 굵어져서 울퉁불퉁하게 된다. 은은한 향기가 있고, 단맛이 있어 먹을 수 있으며 음식맛을 한결 돋운다.

효소 발효방법　1차 100일, 2차 100일

■만드는법■

1. 헛개나무 잎과 순을 채취하여 흐르는 물에 씻어서 물기를 뺀 다음 일정한 크기로 잘라준다.
2. 헛개나무 잎과 설탕을 1:1의 비율로 준비하여 잘 섞어준다.
3. 준비된 헛개나무 잎을 항아리에 켜켜이 넣어가며 사이사이에 설탕도 같이 넣어준다. 모두 담은 다음 맨위쪽에 설탕을 충분히 덮어준다.
4. 설탕위에 발을 덮고 무거운 돌로 눌러준 다음 항아리 입구를 한지로 밀봉한다.
5. 뚜껑을 덮어서 서늘하고 통풍이 잘되는 곳에 보관하여 1차로 100일간 발효 시킨 다음 내용물을 걸러내고 발효액만 담아 2차로 100일간 발효 시킨 다음 음용한다.

■섭취방법■

효소 발효액은 30℃ 이하의 미온수에 3:7로 희석해서 매일 식사전 공복에 100cc 정도를 음용한다.

■효능■

혈액순환촉진, 사지무력증, 토혈, 구토, 배뇨장애, 알코올중독, 간장질환, 지방간, 간염, 치질

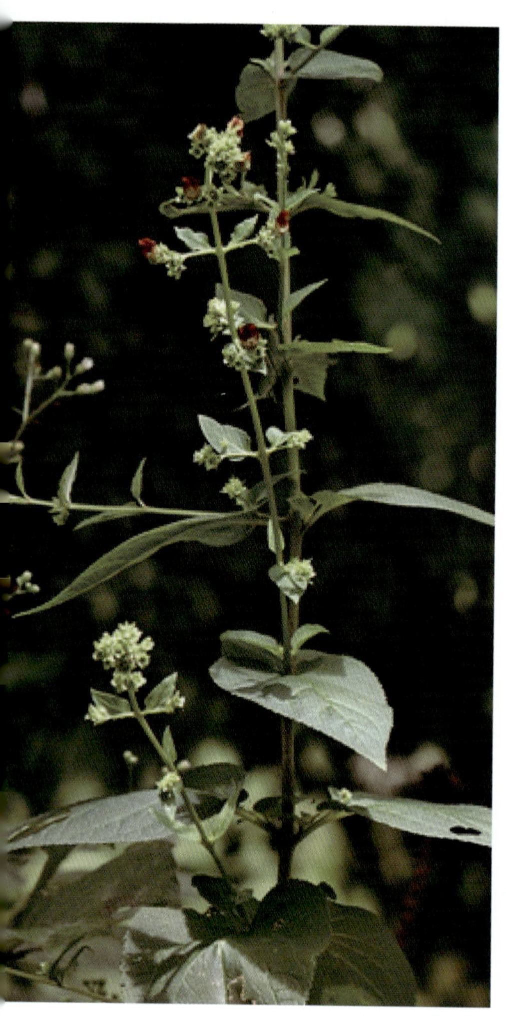

현삼 효소

뿌리가 굵어지고 높이 80~150cm로, 단면은 사각형이며 가지가 없다. 잎은 마주달리고 긴 난형이며 끝이 뾰족하고 가장자리에 톱니가 있으며 잎자루는 짧다. 꽃은 8~9월에 피고 황록색이며 취산꽃차례에 달린다. 꽃받침은 5개로 갈라지고 화관은 찌그러진 단지처럼 생겼으며 가장자리는 5개로 갈라진다. 4개의 수술 중에서 2개가 길고 삭과는 난형이다. 한방에서 뿌리를 현삼이라고 하며 해열제로 인후염·종기·림프선염에 사용한다. 근연종에는 울릉도에서 자라는 섬현삼, 산지에서 자라는 큰개현삼 및 토현삼 등이 있다.

효소 발효방법 1차 100일, 2차 100일

■만드는법■

1. 현삼을 채취하여 흐르는 물에 깨끗이 씻어 물기를 제거하고 일정한 크기로 잘라준다.
2. 현삼과 설탕을 1:1의 비율로 준비하여 잘 섞어준다.
3. 준비된 현삼을 항아리에 켜켜로 깔아 가며 모두 담은 다음 맨위쪽에 설탕을 충분히 덮어준다.
4. 설탕위에 발을 덮고 무거운 돌로 눌러준 다음 항아리 입구를 한지로 밀봉한다.
5. 뚜껑을 덮어서 서늘하고 통풍이 잘되는 곳에 1차로 100일간 발효 시킨 다음 내용물을 걸러 내고 발효액만 담아 2차로 100일간 발효 시킨 다음 음용한다.

■섭취방법■

효소 발효액은 30℃ 이하의 미온수에 3:7로 희석해서 매일 아침 공복에 음용한다.

■효능■

자음, 강정, 해독, 피부발적, 불면증, 체액장애로 인한 변비, 비출혈, 인후통, 종기

효소음료의 올바른 음용법

· 취침 30분~1시간 전

밤에는 인체를 정비하고 재충전하는 데 많은 효소가 필요하다. 취침전에 효소를 마시면 이러한 효소의 역활을 돕는다. 단, 당뇨환자는 삼가는 것이 좋다.

· 아침식사 30분~1시간 전

지친 몸을 회복하는데 밤사이 많은 효소를 소모했으므로 아침에 일어나자마자 공복에 마신다.

· 점심식사 30분~1시간 전

한낮에는 많은 힘을 하는데 효소가 소모되므로 낮에도 점심 먹기 전에 효소를 보충한다.

· 저녁식사 30분~1시간전

오후에 지친 몸을 추스르기 위해 저녁식사 전에 효소 한잔을 마신다. 1회 분량은 소주잔으로 한잔에 물을 2~4배 정도로 희석하여 마신면 된다.